아나토미
턱걸이 운동 가이드

Guide des tractions
by Frédéric Delavier and Michael Gundill

All rights reserved by the proprietor throughout the world
in the case of brief quotations embodied in critical articles or reviews.
Korean Translation Copyright © 2018 by Samho Media Co., Seoul
Copyright © 2013 by Éditions Vigot, Paris
This Korean edition was published by arrangement with
Éditions Vigot, Paris through Bestun Korea Literary Agency Co, Seoul

이 책의 한국어판 저작권은 베스툰 코리아 출판 에이전시를 통해 저작권자와의 독점 계약으로 삼호미디어에 있습니다 .
저작권법에 의해 한국 내에서 보호를 받는 저작물이므로 무단전재와 무단복제를 금합니다 .

아나토미
턱걸이 운동가이드

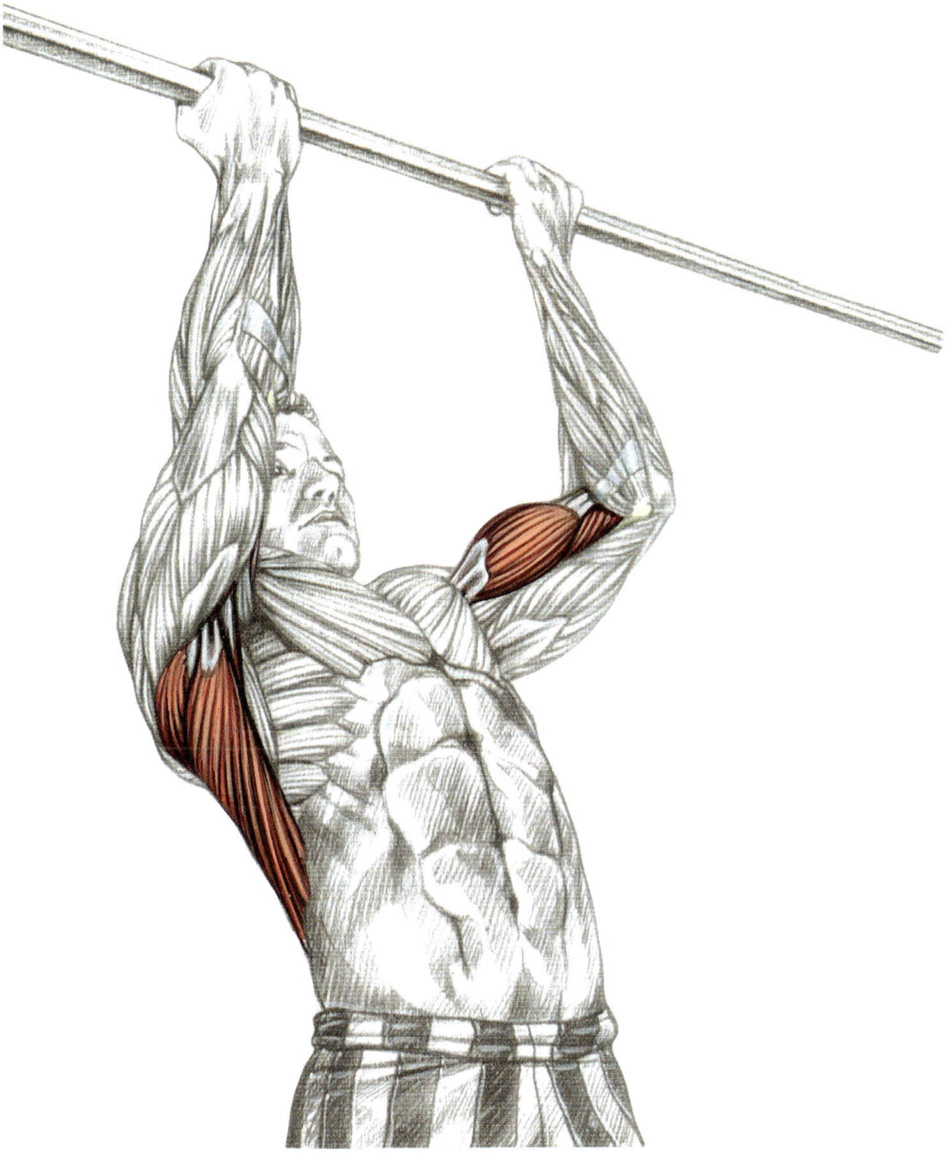

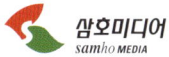

CONTENTS

머리말 : 왜 턱걸이인가? 8

PART 1 운동을 시작하기 전에

01 턱걸이의 해부-형태학적 비밀 13
턱걸이란 무엇인가? 13
바의 종류 15
턱걸이에 동원되는 근육은 무엇인가? 17
턱걸이의 해부-형태학 21

02 나만의 턱걸이 프로그램을 구성하는 방법 28
턱걸이 프로그램을 구성하기 위한 10가지 단계 28
자신의 운동을 분석하라 33

03 턱걸이 향상을 위한 테크닉 34
초보자를 위한 테크닉 34
중급자를 위한 테크닉 38
상급자를 위한 테크닉 39

04 턱걸이 수행 시 부상 예방하기 46
턱걸이에서 완전 가동범위의 위험성 46
턱걸이 수행 전 워밍업하기 56

PART 2 턱걸이 운동법

01 턱걸이 초보자를 위한 동작 — 61
좁은 언더 그립으로 수행하는 턱걸이 — 62
좁은 뉴트럴 그립으로 수행하는 턱걸이 — 68
좁은 오버 그립으로 수행하는 턱걸이 — 70
넓은 오버 그립으로 수행하는 턱걸이 — 72
운동 목적에 맞는 최적의 가동범위는? — 76

02 턱걸이 상급자를 위한 동작 — 78
로프나 수건을 이용한 턱걸이 — 78
코만도 풀업 — 80
넓은 그립으로 수행하는 크로스오버 풀업 — 82
한 팔로 수행하는 턱걸이 — 84
머슬업 — 86

03 턱걸이 향상을 위한 보조 동작 — 92
전완의 굴근을 강화시키는 동작 — 92
언더 그립 컬 — 92
해머 컬 — 98
리버스 컬 — 100
그립 강화를 위한 동작 — 105
바에 손가락 걸기 — 105
머슬업을 위한 고강도 훈련 — 108
파워 트라이셉스 익스텐션 — 108

PART 3　턱걸이 운동 프로그램

01　훈련 전 워밍업 매뉴얼　112
최소 워밍업　112
기본 워밍업　112
고급 워밍업　113

02　초보자를 위한 프로그램　114
턱걸이를 단 한 번도 수행하지 못하는 초보자를 위한 프로그램　114
턱걸이를 이미 몇 차례 수행할 수 있는 초보자를 위한 프로그램　115

03　중급자를 위한 프로그램　116
턱걸이의 최고가 되기 위한 프로그램　116
조각 같은 선수의 몸을 만들기 위한 프로그램　119
근육을 최대한 키우기 위한 프로그램　121

04　전문 운동선수를 위한 프로그램　124
턱걸이의 최고가 되기 위한 프로그램　124
머슬업에서 최고가 되기 위한 프로그램　127
조각 같은 선수의 몸을 만들기 위한 프로그램　130
근육을 최대한 키우기 위한 프로그램　132

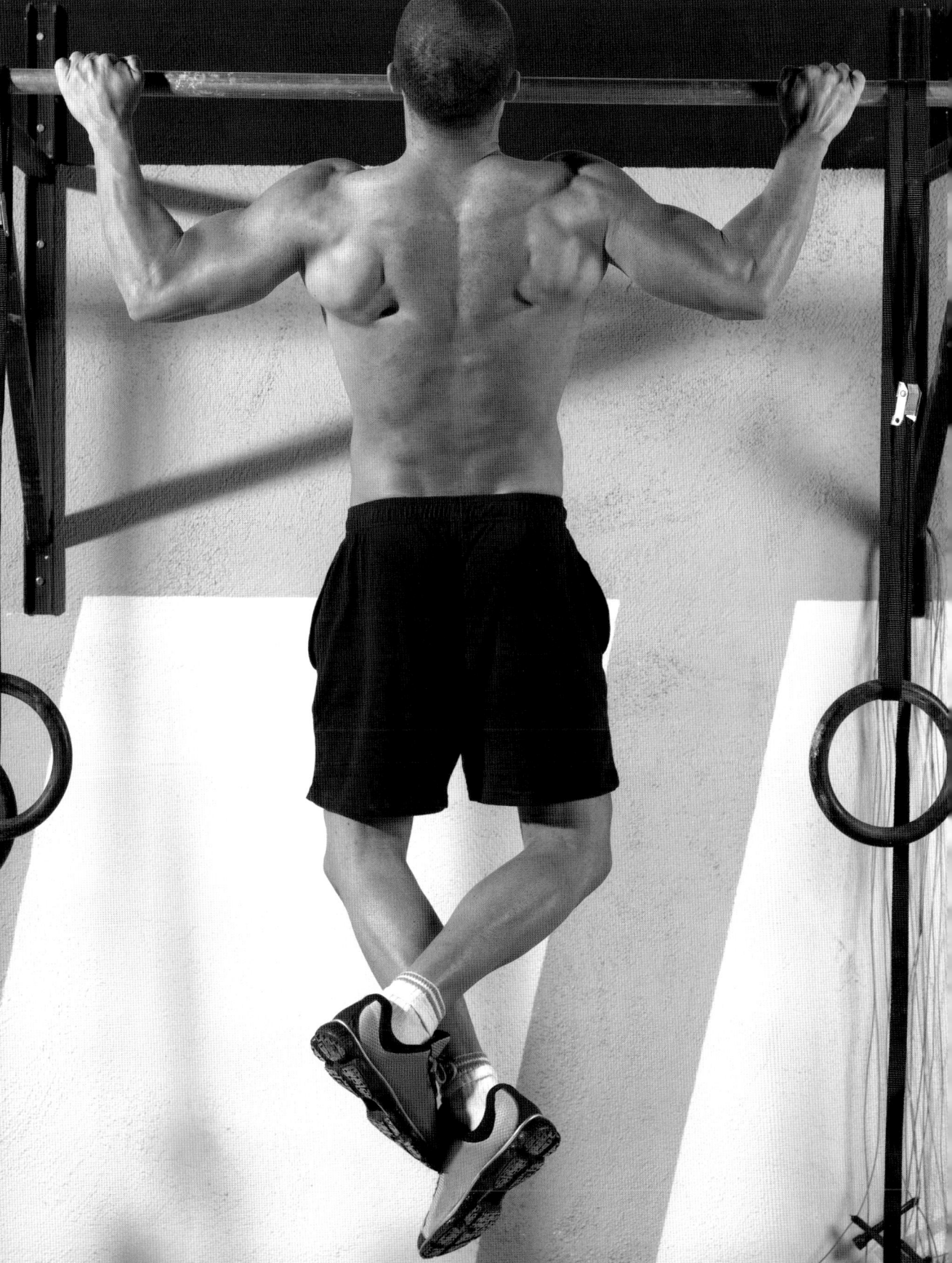

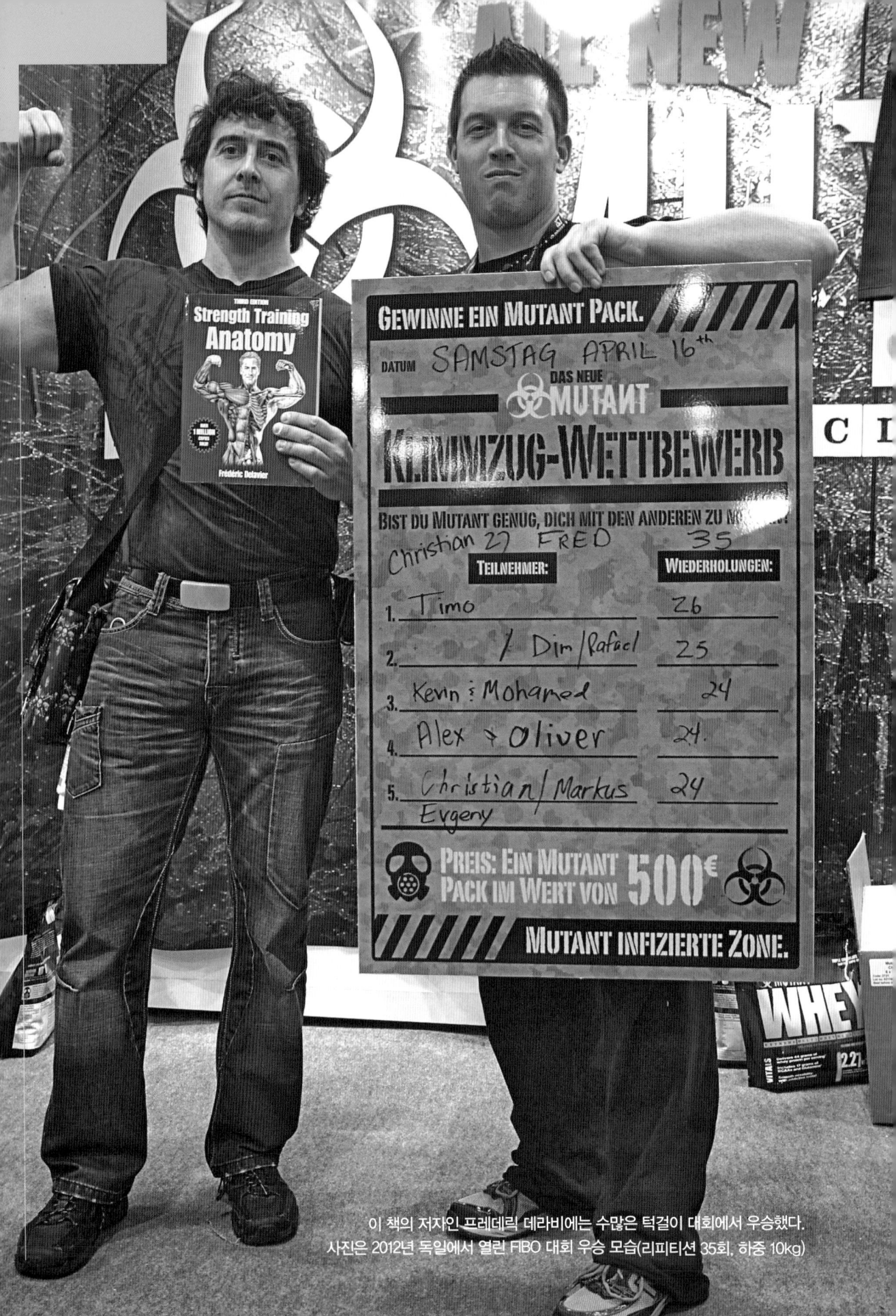

이 책의 저자인 프레데릭 데라비에는 수많은 턱걸이 대회에서 우승했다.
사진은 2012년 독일에서 열린 FIBO 대회 우승 모습(리피티션 35회, 하중 10kg)

INTRODUCTION

상체 운동, 왜 턱걸이인가?

턱걸이는 최소한의 도구로 최대한의 근육을 동원하여 빠르게 근력과 지구력을 향상시킬 수 있는 최고의 운동이다. 이 같은 특징은, 왜 수많은 체력 테스트에서 개인의 체력을 측정하는 수단으로 턱걸이를 하는지 그 이유를 설명해준다. 일례로 미국의 해군특수부대(Navy SEAL)나 공군특수작전사령부(AFSOC)에서 정예 부대원으로 인정받으려면 턱걸이 최소 6회를, 최우수 등급을 받으려면 연속으로 25회를 실시해야 한다.

턱걸이는 단지 근육질의 몸매를 만들기 위한 목적으로 실시하는 것은 아니다. 수영, 등반, 조정, 범선 경기, 윈드서핑 등과 같은 수많은 스포츠에서 유용할 뿐 아니라, 기본적으로 상대방을 끌어당겨야 하는 모든 훈련(유도, 브라질리안 주짓수, 삼보, 럭비 등)에서도 중요한 역할을 한다.

턱걸이 챔피언이 되자

턱걸이를 단 한 번도 못한다고 걱정할 필요는 없다. 그것은 힘보다는 테크닉의 문제에 가깝다. 그 테크닉에 관해서는 앞으로 이 책에서 상세히 소개할 것이다. 테크닉적인 측면에서 턱걸이는 자전거 타기와 유사하다. 처음에는 두 바퀴 위에서 균형을 잡기가 어려워 보이지만, 첫걸음만 떼면 아주 단순하다는 사실을 금방 깨닫게 된다. 기본 테크닉을 한번 마스터하고 나면 주위의 경쟁자를 손쉽게 제압할 수가 있는 것이다. 그래도 우리는 여기서 만족하지 않고 더 잘하기를 바란다. 잘하는 것만으로는 충분하지 않다. 그중에서도 단연 최고가 되자!

고수에게서 배운다

몸무게가 가벼운 사람은 턱걸이를 잘한다. 반면 몸무게가 많이 나가는 사람이 턱걸이를 잘하기란 당연히 어려운 일이다. 하지만 이 책의 저자인 프레데릭 데라비에는 자신보다 20~30kg이나 가벼운 경쟁 상대를 물리치고 턱걸이 챔피언이 됐다. 이처럼 최고가 되려면 훈련을 해야 한다. 그 방법과 테크닉이 이 책에 전부 담겨 있다.

이 책에서 소개하고 있는 턱걸이의 비밀과, 효과적인 프로그램 구성하는 방법, 그리고 혁신적인 훈련 테크닉과 부상 예방법을 배우고 나면, 일반적인 턱걸이는 아이들 장난처럼 느껴질 것이다. 이 정도가 되면 머슬업이나 한 손으로 하는 턱걸이 같은 좀 더 복잡한 동작으로 넘어가야 할 차례다. 그 다음으로는 보다 심화된 운동 능력 향상을 위해 가장 유용한 보조 동작들을 분석해볼 것이다. 그리고 마지막으로 여러분에게 자신의 수준과 목적에 맞는 개별화된 프로그램을 제안할 것이다.

WHAT YOU NEED TO KNOW BEFORE YOU BEGIN

01 턱걸이의 해부-형태학적 비밀 13

02 나만의 턱걸이 프로그램을 구성하는 방법 28

03 턱걸이 향상을 위한 테크닉 34

04 턱걸이 수행 시 부상 예방하기 46

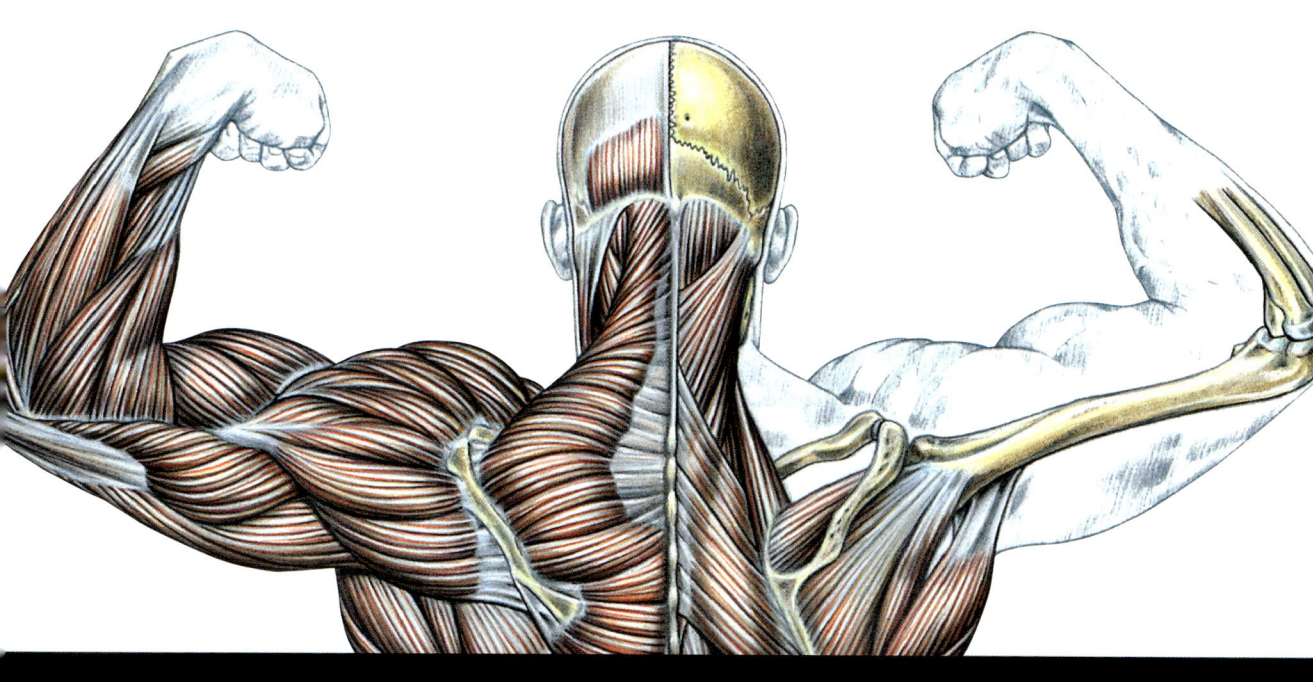

PART 01

운동을 시작하기 전에

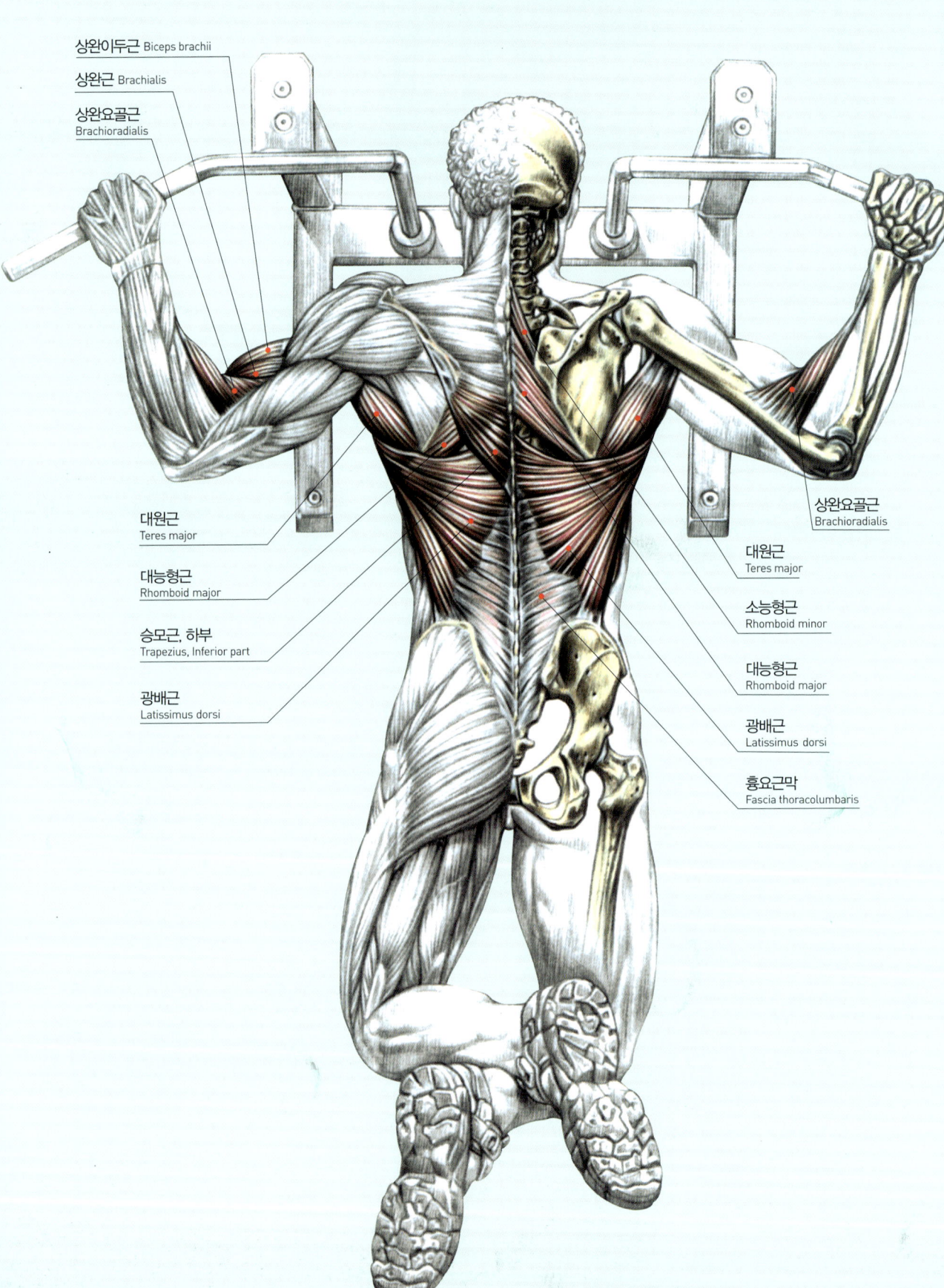

01 턱걸이의 해부-형태학적 비밀

턱걸이란 무엇인가?

턱걸이에 대한 보편적인 정의가 있을까? 단순히 '바를 잡고 몸을 위로 끌어올리는 것'일까? 이렇게 단순하게 정의하기 어려운 이유는 몸이 바에 도달하는 높이가 제각각이기 때문이다.

턱걸이를 하는 방법은 크게 4가지 정도로 구분할 수 있는데, 가장 쉬운 방법부터 가장 어려운 방법까지 살펴보면 다음과 같다.

- **방법 1**
  바를 이마 높이까지 끌어당겨 머리 윗부분에 닿게 한다. 동작의 폭이 아주 작기 때문에 수행하기도 무척 쉬운 방법이다.
- **방법 2**
  바를 눈높이까지 끌어당긴다. 이러면 동작의 가동범위가 커져 난이도가 증가한다.
- **방법 3**
  바를 턱 높이까지 끌어당긴다. 여기서 턱걸이가 영어로 친chin(턱) 또는 친업chin-up(턱걸이)이라 불리는 이유를 알 수 있을 것이다.
- **방법 4**
  바를 가슴 높이까지 끌어당긴다. 동작의 궤적이 가장 크기 때문에 당연히 가장 어려운 방법이다.

운동을 처음 시작할 때 몸을 끌어올리기 어렵다면 **방법 1**로 연습을 시작해보자. 운동능력이 향상되면 다음 방법으로 옮겨 동작의 난이도를 점점 높여볼 수 있을 것이다.

만약 여러분이 공식적인 대회에 참가한다고 하면 사전에 규칙을 면밀히 검토할 필요가 있다. 동작의 가동범위가 너무 작으면 실격을 당할 수가 있고, 반대로 너무 크면 경쟁에서 손해를 볼 수도 있기 때문이다. 즉 대회에서 요구하는 기준 높이에 근접하게 맞추는 것이 중요하다.

예를 들어 미국의 정예부대에서는 팔을 완전히 편 상태에서 어깨 너비만큼 벌리고 오버 그립으로(엄지손가락이 서로 마주보도록 놓고) 바에 매달려 풀업을 실시한다.

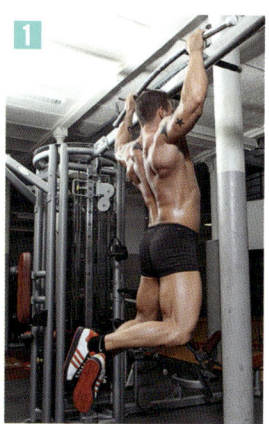
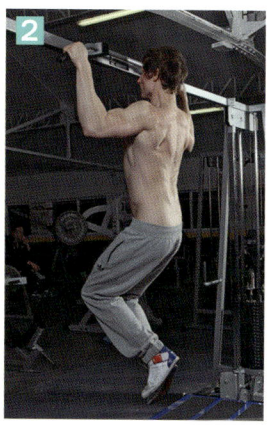
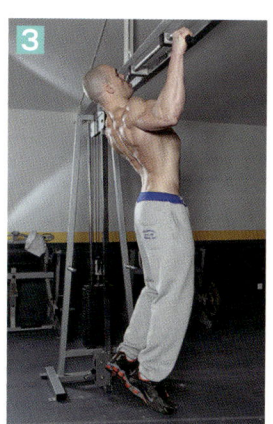
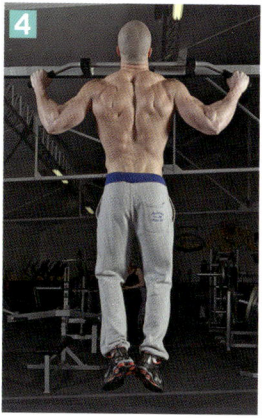

신호가 울리면 목울대가 바 높이까지 오도록 끌어올려야 한다. 다시 신호가 울리면 팔이 다시 펴질 때까지 내려온다. 도약을 가하거나 다리를 흔드는 것은 허용되지 않는다.

친구끼리 하는 시합이라면 가동범위를 명확히 정해야 나중에 다툼이 일어나지 않는다. 바 높이에 카메라를 설치해 상대방이 가동범위 규칙을 정확히 지키고 있는지 확인해보는 것도 좋은 방법일 것이다.

위의 네 가지 방법 이외에도 목뒤로 하는(바를 앞이 아니라 머리 뒤로 가져오는) 턱걸이 같은 응용동작들이 있다.

시합을 너무 오래 끌지 않기 위해서 한 팔로 하는 턱걸이나 머슬업$^{muscle-up}$ 같은 아주 고난도의 동작들도 있으니 참고하기 바란다(28쪽, '나만의 턱걸이 프로그램을 구성하는 방법' 참조).

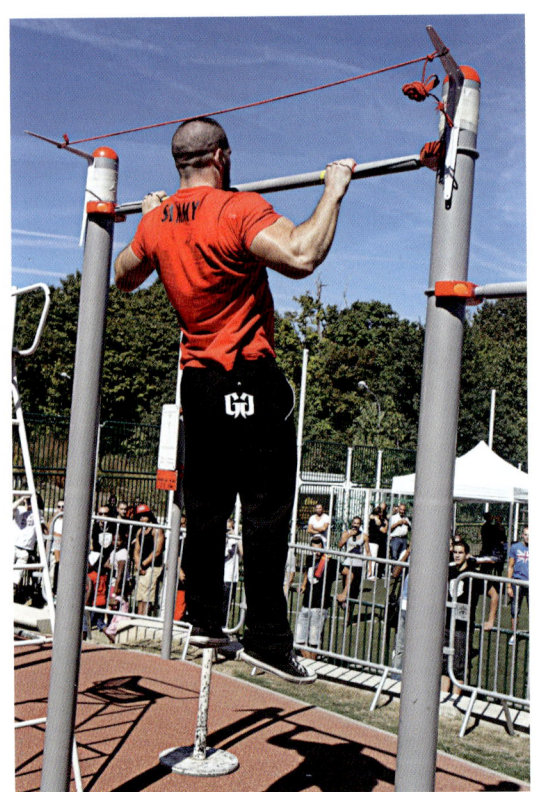

'풀 앤드 푸시'(Pull and Push)' 대회

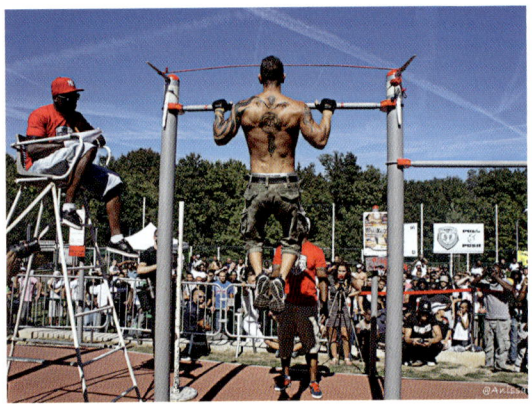

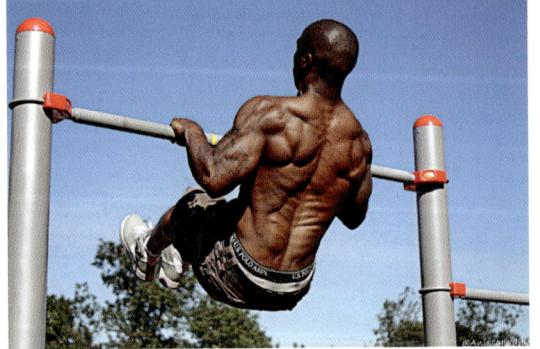

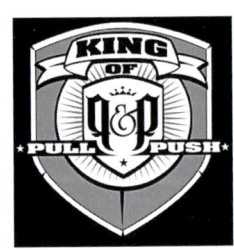

바의 종류

바의 종류에는 여러 가지가 있다. 세 가지 유형으로 구분해보면 다음과 같다.

1 공원의 야외용 바

일반적으로 견고하고 지름이 평균보다 굵다. 몸을 들어 올릴 때 높이에 제한을 받지 않기 때문에 특히 머슬업을 수행하기에 적합하다. 야외에 있는 바는 점점 많아지고 있고 사용하는 데 비용도 들지 않는다.

여러분도 집 근처에서 하나 정도는 쉽게 발견할 수 있을 것이다. 불편한 점이라면 이용하기 위해 집을 나와 이동을 해야 하고, 또한 날씨에도 영향을 받는다는 것이다(비가 올 때 미끄러운 바를 이용하는 것은 위험할 수 있다).

2 헬스장의 바

전문가들이 사용하는 장비로 견고하다. 하지만 헬스장의 천장이 낮을 경우, 머슬업 수행 시 몸을 들어 올리는 데 필요한 높이를 확보하지 못할 수도 있다.

간혹 지름이 얇고 굽어 있는 바가 있는데, 이는 시합용으로 부적합하다. 헬스장 이용은 날씨에 영향을 받지는 않지만 오픈 시간에 제한이 있다. 더욱이 바만 이용한다고 하면 헬스장 가입비가 아까울 수 있다. 하지만 헬스장에서는 모든 보조 동작을 쉽게 연습할 수 있어 운동능력이 빨리 향상될 수 있다는 장점이 있다.

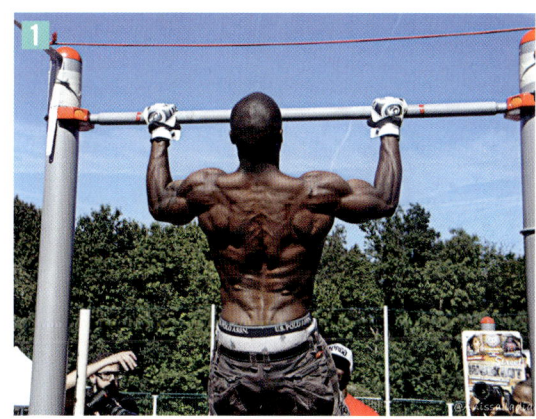

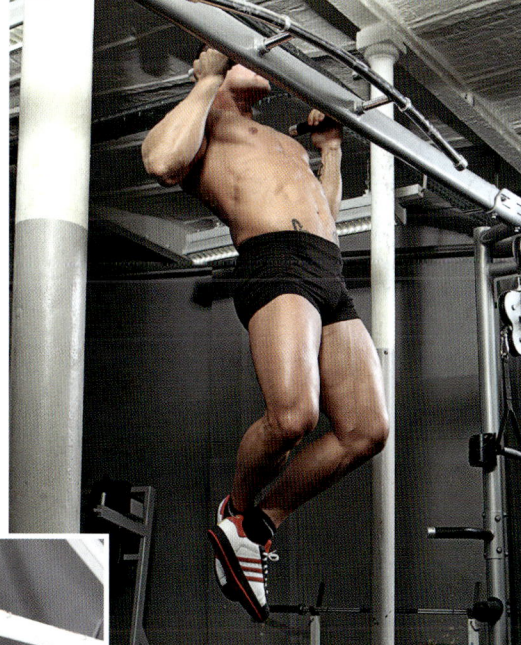

헬스장에 있는 굽은 바

3 집 안의 실내용 바

실내에서 사용할 수 있는 바에는 두 종류가 있다.

단순 바

분리형 바는 문틀이나 복도의 양쪽 벽에 고정했다가 사용 후 풀어서 정리할 수 있다. 필요할 때 설치하고 다시 해체할 수 있으므로 특별히 많은 공간을 차지하지 않는다. 짧은 것(100cm 미만)과 좀 더 긴 것(120cm까지)이 있는데, 집 안에 공간이 충분하다면 가장 긴 바를 선택해보자. 아주 다양한 방법으로 턱걸이를 수행할 수 있을 것이다. 이러한 종류의 바는 언제라도 사용이 가능하고 비싸지 않으며 날씨에 영향도 받지 않는다. 하지만 다음과 같은 세 가지 문제가 있다.

- **견고하지 않다**

몸무게가 많이 나가거나 턱걸이를 최대한 수행하기 위해 다리와 상체를 흔드는 경우, 나사로 고정된 바가 풀려버릴 위험이 있다. 운동을 처음 시작하는 초보자에게는 좋을 수 있지만 까다로운 선수들이 운동하기에는 많은 제약이 따른다. 하지만 몇몇 훈련의 경우 헬스장이나 야외의 바로 하는 것보다 더욱 엄격하게 운동할 수 있다.

- **폭이 짧다**

바의 길이 때문에 팔을 벌리는 너비가 제한될 수 있다. 그러면 수행할 수 있는 턱걸이의 응용동작도 줄어든다.

- **높이가 확보되지 않는다**

이것은 바 자체의 문제라기보다 운동하는 공간의 천장 높이에 관한 것이다. 천장이 바닥에서 2m 40cm 높이에 있다면 머슬업을 수행하기가 어렵다. 아주 키가 작은 사람이 아니라면 대부분 머리를 부딪치고 말 것이다. 이 같은 문제는 다음 종류의 바에서도 마찬가지로 발생한다.

단순 바 – 평행 바 다목적 기구

이 기구는 단순 바에 비해 가격이 비싸고 공간도 많이 차지하지만 최적의 훈련을 가능하게 해준다.

⇨ 턱걸이뿐만 아니라, 흉근과 삼두근 운동이 가능하다. 머슬업의 높은 단계에서 동원되는 근육들을 강화시키는 데 아주 유용하다.
⇨ 팔을 넓게 벌릴 수 있다.
⇨ 보다 견고하고 안정적이다.

하지만 전문가용 기구가 아니라면 기록을 세우기 위해 관성을 이용하여 턱걸이를 시도할 때 기구가 흔들리는 문제가 생길 수 있다. 이를 해결하기 위해서 최소 5×5cm의 나무 받침 두 개를 평행 바 밑에 설치해보자. 평행 바 밑에 받침이 빠지지 않도록 잘 조정하여 균형을 잡아놓으면 기구가 흔들리는 일 없이 안정적으로 고정될 것이다.

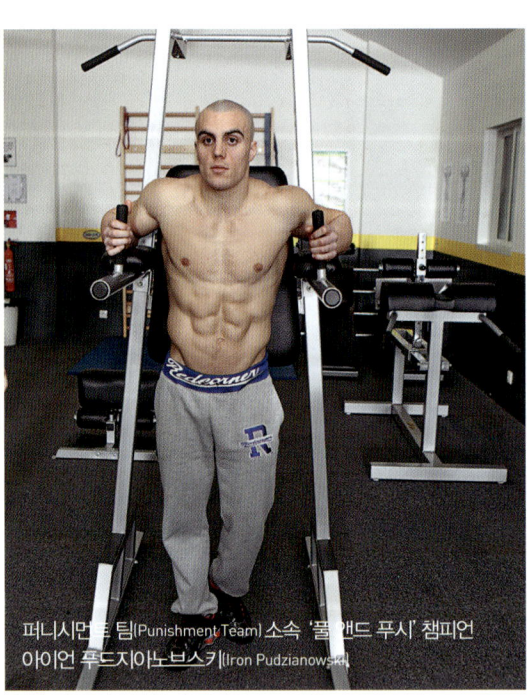

퍼니시먼트 팀(Punishment Team) 소속 '풀 앤드 푸시' 챔피언 아이언 푸드지아노브스키(Iron Pudzianowski)

턱걸이에 동원되는 근육은 무엇인가?

턱걸이는 복합운동에 속한다. 복합운동이란 어깨나 팔꿈치처럼 두 개의 관절을 동시에 움직이는 동작을 말한다. 턱걸이는 상체의 거의 모든 근육을 동원하는데, 그중에서 등 근육, 이두근, 상완근, 상완요골근, 삼두근의 일부, 전완, 흉근을 공략한다.

배근

배근은 실질적으로 등 전체를 덮고 있는 근육으로 상체를 V자 형태로 만들어준다. 해부학적으로 볼 때 배근은 팔을 아래로 움직이게 하는 기능을 한다. 턱걸이를 할 때 가장 많이 동원되는 등 근육에는 광배근, 대원근, 승모근 상부, 승모근 중부, 능형근이 있다(동원되는 정도가 큰 근육부터 작은 근육 순서).

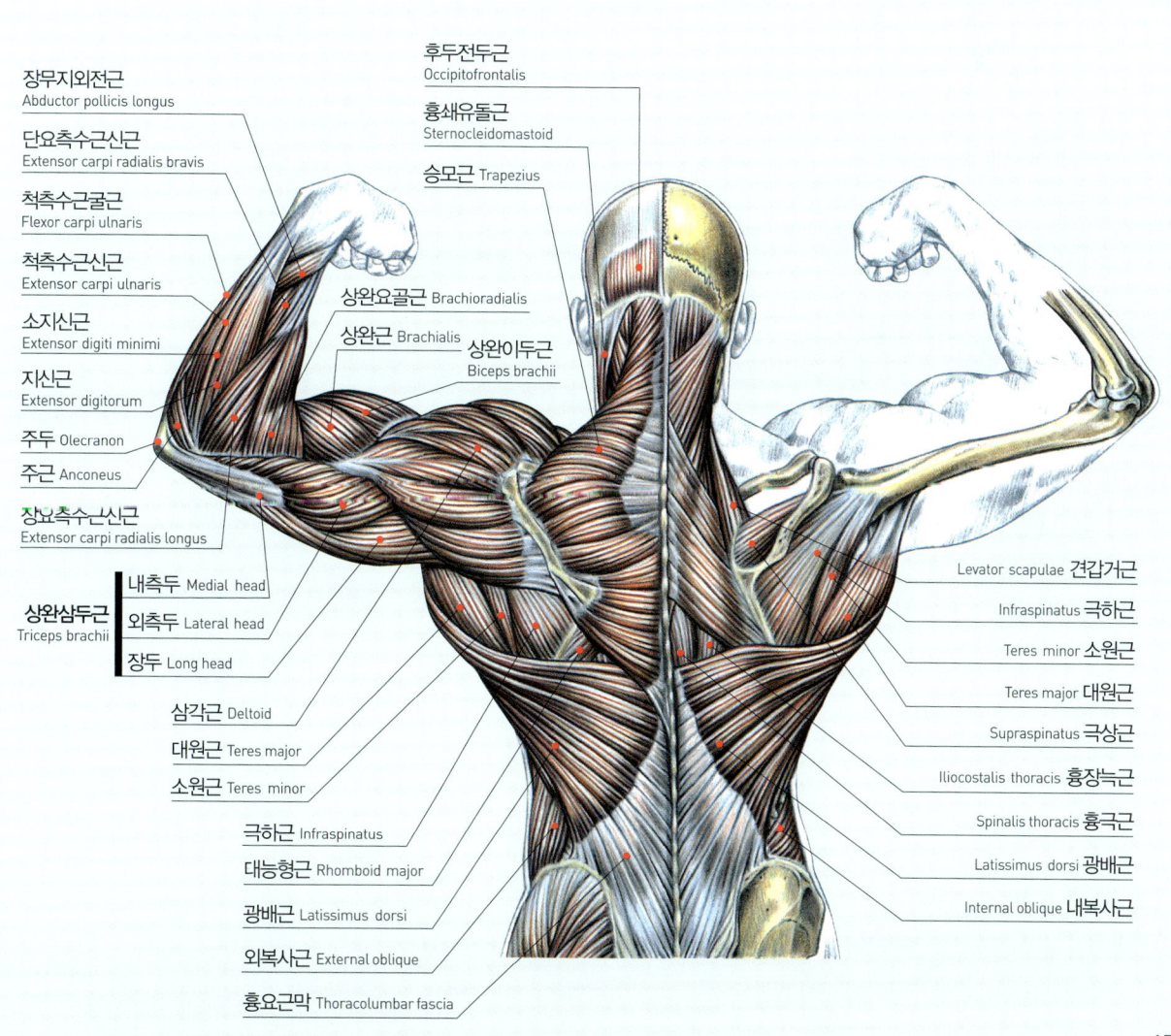

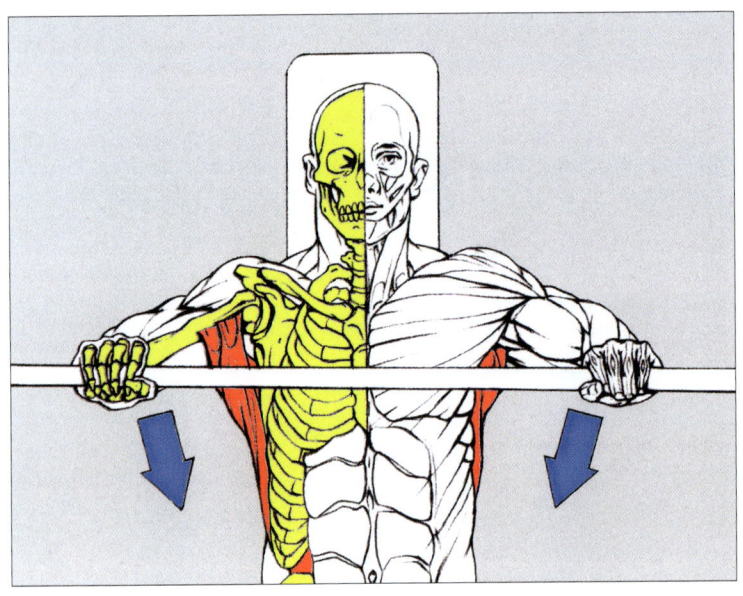

벤치 프레스에서
광배근의 역할

턱걸이 운동은 광배근을 강화시킨다. 광배근은 무겁게 수행하는 벤치 프레스에서 중요한 역할을 한다. 팔이 과도하게 벌어지지 않게 하고 어깨 관절과 대흉근을 열상의 위험으로부터 보호함으로써 프레스를 더욱 안정적이고 강력하게 수행할 수 있게 해준다.

이두근

이두근은 우람한 근육을 대표한다. 미적인 측면 이외에도 이두근은 전완을 상완 쪽으로 끌어올릴 때 팔을 구부려주는 기능을 한다. 턱걸이를 수행할 때 좁은 그립을 취할수록 전완의 굴근들(이두근, 상완근, 상완요골근)이 더 많이 동원된다.

상완근

이두근 바로 아래에 위치한 상완근은 제2의 이두근이라 불린다.

상완요골근

지배 신경으로 보면 전완의 근육에 가깝다. 팔을 구부릴 때 이두근과 상완근을 돕는 역할을 한다.

삼두근

삼두근은 이두근과 상완근의 길항근이다. 삼두근의 장두는 등을 단련하는 모든 동작에 동원되는데, 삼두근을 구성하는 세 부분 중 유일한 다중관절근육으로서 등의 근육들과 공조하여 팔을 몸 쪽으로 가져오는 역할을 수행한다.

삼두근은 넓은 그립에서 팔꿈치가 몸에서 많이 떨어질수록 더 많이 동원되는데, 머슬업의 두 번째 단계를 성공할 수 있게 해주는 핵심 근육이기도 하다. 따라서 턱걸이를 하기 전에 팔꿈치를 제대로 워밍업 해야 이 부위에 빈번히 발생하는 부상을 예방할 수 있다(46쪽, '턱걸이 수행 시 부상 예방하기' 참조).

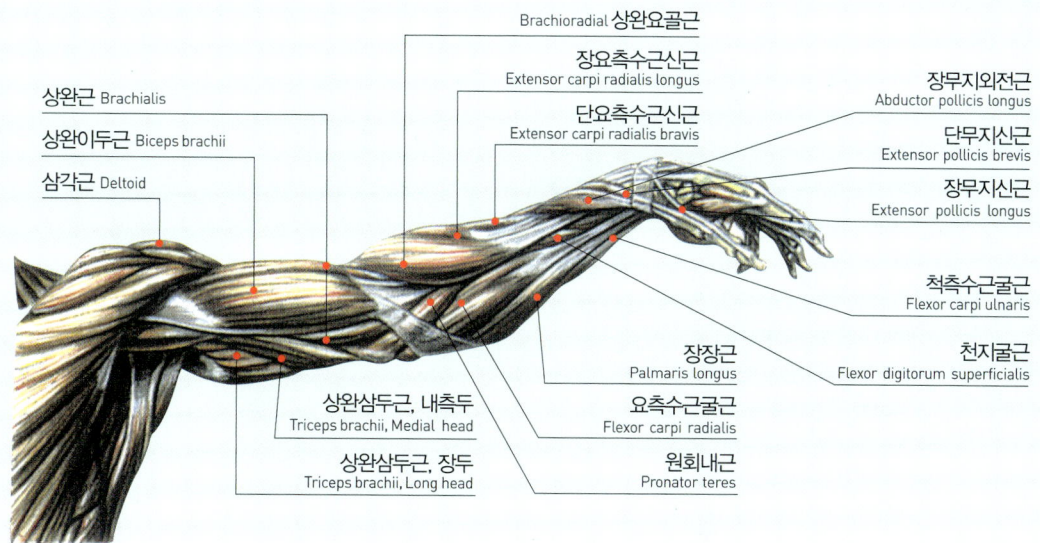

전완근

전완근은 손가락으로 바를 쥐는 동작을 수행한다. 따라서 전완에 근력이 부족하면 턱걸이를 수행하기가 어렵다. 손가락 굴근에 힘이 없으면 바를 너무 일찍 놓치게 돼 동작을 제대로 수행할 수 없다. 이 경우 전완을 특별히 강화시켜야 한다(92쪽, '턱걸이 향상을 위한 보조 동작' 참조).

흉근

흉근은 턱걸이에서 보조적인 역할만 수행한다. 특히 내부의 바깥쪽 부분이 동원되는데, 개입 여부는 턱걸이를 수행하는 테크닉에 크게 영향을 받는다.
⇨ 팔꿈치가 앞에 있을수록 흉근이 더 많이 동원된다.
⇨ 팔꿈치가 뒤에 있을수록 흉근은 더욱 신장된다.
머슬업의 높은 단계에서 흉근의 근력이 특히 중요하다. 어떤 경우에도 흉근을 워밍업하는 것이 중요한데, 신장(스트레칭)할 때는 특히 그렇다(46쪽, '턱걸이 수행 시 부상 예방하기' 참조).

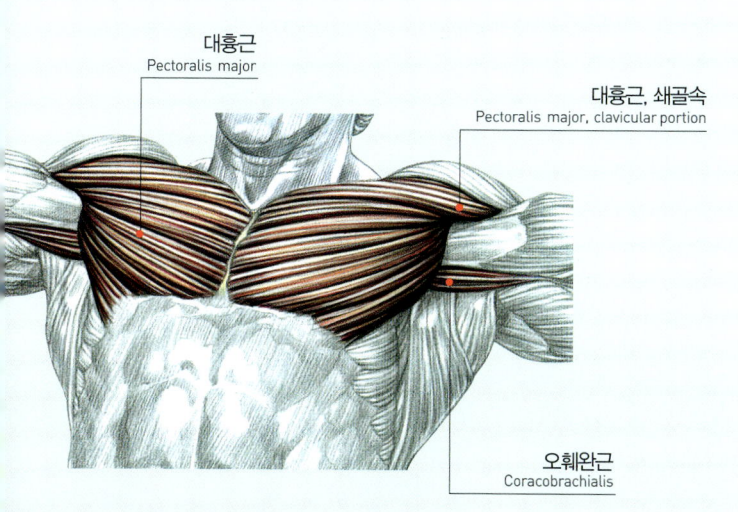

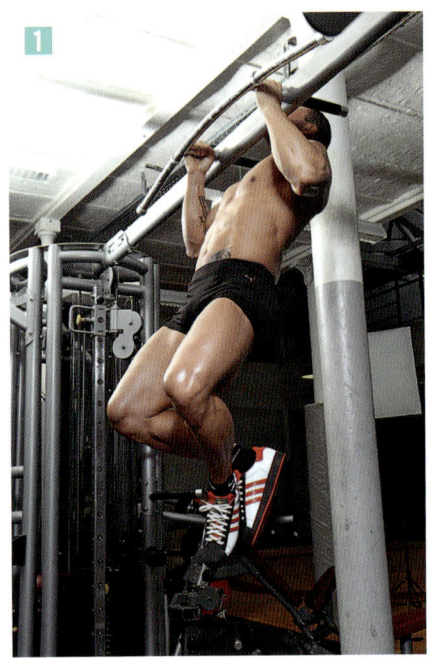
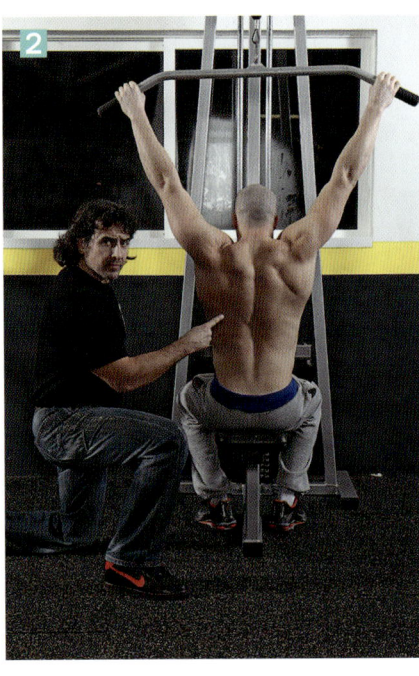

1 좁은 그립은 아주 간단하여 초보자에게 적합하다.
2 운동하는 근육을 만지면 고유수용감각을 기르는 데 효과적이다.

여러 근육 간에 긴밀한 공조가 필요하다

각 근육을 최대한 동원하여 턱걸이를 가능한 한 많이 수행하는 것이 이상적이겠지만, 초보자들은 배근을 올바른 방식으로 동원하는 것이 쉽지 않다. 배근은 힘이 가장 많이 저장되어 있는 보물창고와 같다.

처음 운동을 시작할 때 모든 근육을 효과적으로 동원하기보다는 팔을 더 많이 사용하게 된다. 일반적으로 좁은 그립으로 수행하는 턱걸이가 넓은 그립보다 훨씬 수월한데, 그 이유는 넓은 그립에서는 배근의 힘이 더 많이 요구되기 때문이다. 즉 좁은 그립은 팔을 더 많이 사용하게 되므로 초보자가 사용하기에 적합한 방법이라 할 수 있다 1.

훈련을 진행하면서 이 같은 근육 간 공조를 체득하게 되면 수행능력이 아주 빠르게 향상될 수 있을 것이다. 공조를 위해서는 팔 뿐만 아니라 배근을 동원하도록 노력해야 한다.

이를 위한 간단한 방법은 고유수용감각을 기르는 것이다. 운동하고 있는 근육을 만지면 감각이 증가하고 근육-뇌의 연결성(마인드-머슬 커넥션)이 개선되면서 모터 학습(근육성장활동)이 가속화된다.

운동 파트너가 있다면 여러분의 배근에 손을 가볍게 대달라고 해보자. 그러면 그 부위를 더 잘 느낄 수 있을 것이다 2. 파트너가 없다면 턱걸이 세트를 시작하기 5~10초 전에 자신의 배근을 꼬집어보자. 근육이 동원되는 것이 즉시 느껴질 것이다.

턱걸이의 해부-형태학

턱걸이에 영향을 주는 유전적 소질을 파악하기 위해서는 해부-형태학과 관련한 몇 가지 개념을 아는 것이 중요하다. 턱걸이에서 어느 부위를 중점적으로 운동할지, 어떤 전략과 응용동작을 선택해야 할지를 알려면 선천적으로 가지고 있는 약점과 강점을 제대로 파악해야 한다. 그래야 자신의 수행능력을 최대한 끌어올릴 수 있다. 경기에서 상대방을 파악하는 데에도 이러한 기본개념이 유용하게 활용될 수 있다.

턱걸이 수행에 유리한 뼈 형태

- 전완이 짧을수록 몸을 많이 들어 올리지 않아도 된다.
- 쇄골이 좁을수록 견갑골의 움직임이 줄어든다. 이때 승모근 하부와 능형근은 개입의 필요성이 줄어들어 힘을 절약할 수 있다.
- 다리가 짧을수록 하중이 덜 실린다.
- 길고 굽어 있는 단단한 손가락은 갈고리 같은 역할을 한다.

여러 형태의 견갑골

견갑골의 길이는 사람마다 다르다. 견갑골이 작을수록 대원근이 부착될 공간이 줄어든다. 이러면 대원근이 약해져서 턱걸이 수행능력이 제한될 수 있다.

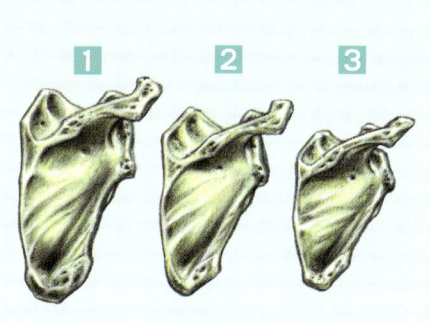

1 북유럽형
2 지중해형
3 남아시아형

견갑골 길이와 턱걸이 수행능력 사이의 관계

견갑골이 클수록 대원근이 부착될 공간이 늘어나고, 그 결과 대원근은 강해진다. 견갑골이 큰 사람은 더 힘이 세고 턱걸이 수행에도 유리할 수 있다.

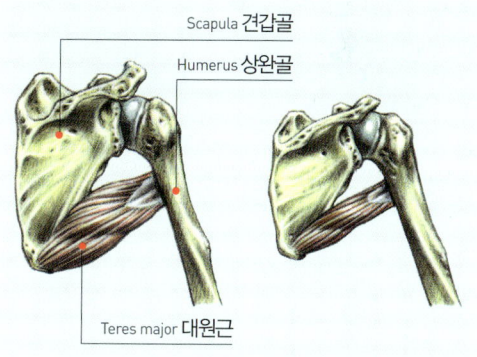

큰 견갑골에 큰 대원근을 가지고 있으면 아주 이상적이다. 이런 몸은 턱걸이 챔피언들에게서 자주 볼 수 있다.

턱걸이의 가동 골이 달려 있는 높이

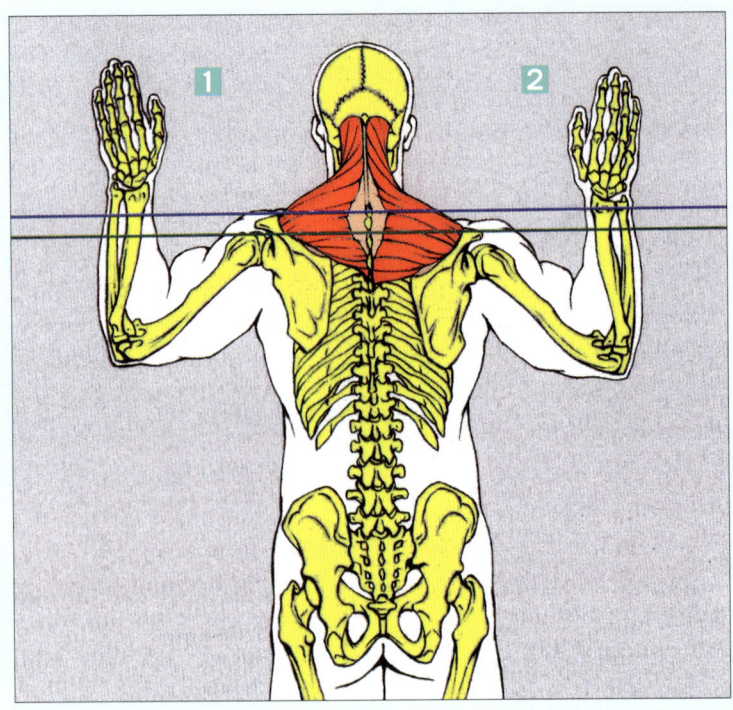

척추의 길이가 같다고 할 때,

- 견갑골이 높이 달려 있을수록(목이 없는 것처럼 보인다) 바 위로 머리를 많이 올릴 수 없다. 즉, 턱이 바를 넘기기가 더 어렵다.
- 견갑골이 밑에 달려 있을수록(목이 긴 것처럼 보인다) 바 위로 턱을 들기가 쉬워진다.

1 짧은 승모근
높이 달려 있는 견갑골

2 긴 승모근
밑에 달려 있는 견갑골

바 위로 턱 들기를 어렵게 하는 두 가지 주요인

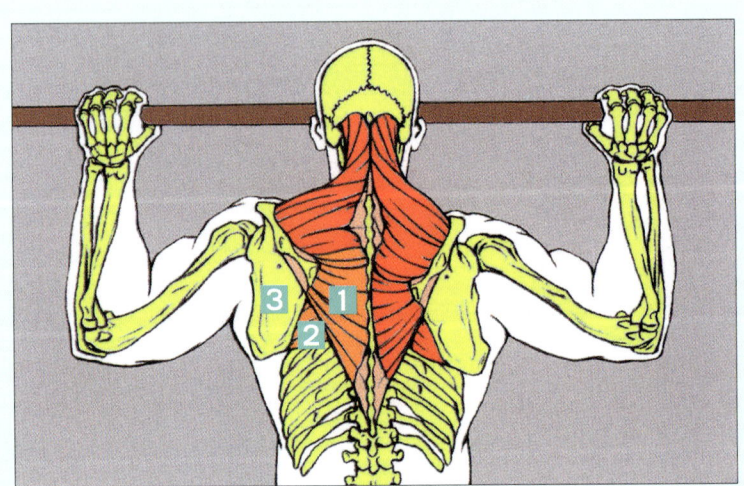

- 승모근 하부와 능형근의 근육이 약하면 견갑골을 내부로 완전히 기울이지 못하여 상체를 들어올리기가 어렵다.
- **어깨뼈의 근접성** : 쇄골이 좁고 등 내부의 근육이 아주 발달해 있으면 등 중앙의 근육들이 서로 압착되면서 상체를 들어올리기가 어렵다.

1 승모근 하부와 중부 **2** 능형근 **3** 견갑골

턱걸이 수행에 불리한 뼈 형태

- 전완이 길수록 동작의 가동범위는 커진다. 시작은 그다지 어렵지 않지만 상승 동작을 마무리하기 어려울 수 있다.
- 쇄골이 넓을수록 견갑골의 움직임이 커질 위험이 있다. 이때 승모근과 능형근이 개입하여 불필요하게 힘을 소모시킨다.
- 다리가 길수록 불필요한 하중이 실린다.
- 짧고 유연한 손가락으로는 바에 매달려 있기가 어렵다.

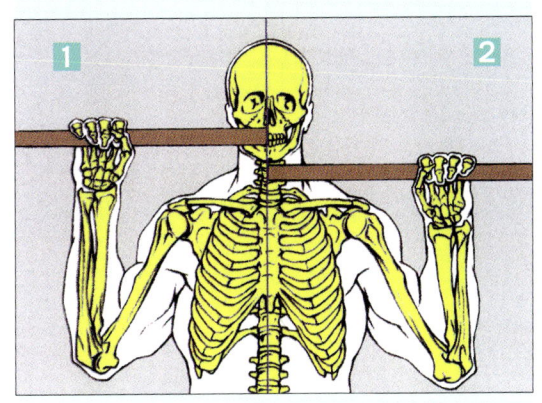

상완/전완의 길이가 바 위로 턱을 드는 데 미치는 영향

1 전완이 길고, 상완골이 짧다.
2 전완이 짧고, 상완골이 길다.

바에 매달려 있는 능력의 불균형

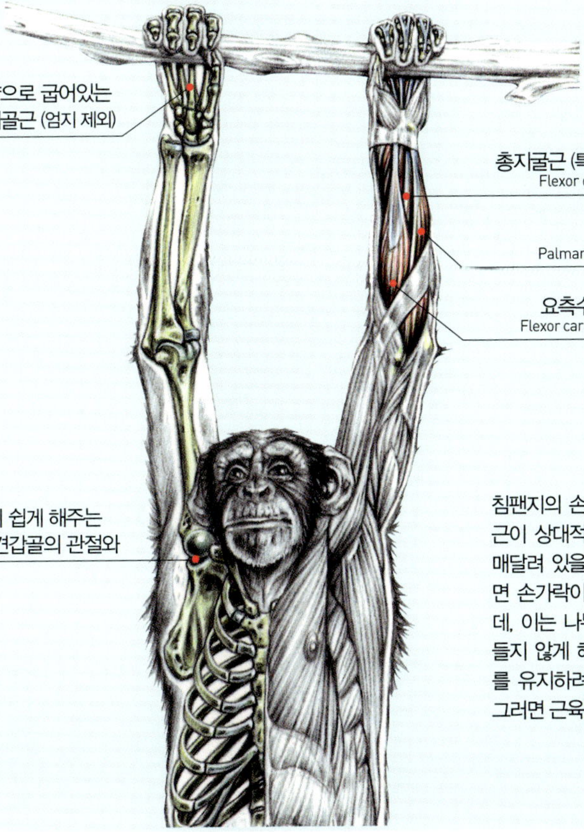

갈고리 모양으로 굽어있는 중수골과 지골근 (엄지 제외)

총지굴근 (특히 짧다)
Flexor digitorum

장장근
Palmaris longus

요측수근굴근
Flexor carpi radialis

팔을 올리기 쉽게 해주는 위를 향한 견갑골의 관절와

침팬지의 손은 굽어있는 데다 손가락굴근이 상대적으로 짧아 나뭇가지에 쉽게 매달려 있을 수 있다. 침팬지가 손을 펴면 손가락이 자동으로 갈고리처럼 굽는데, 이는 나무에 매달려있을 때 큰 힘이 들지 않게 해준다. 반면 인간이 이 자세를 유지하려면 많은 힘을 들여야 하고, 그러면 근육에 빠르게 마비가 찾아온다.

나무타기에 부적합한 인간의 손가락

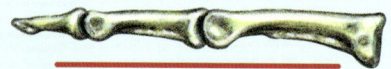
인간의 지골근

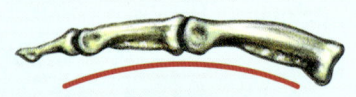
오스트랄로피테쿠스의 지골근

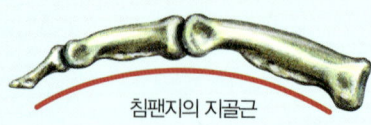
침팬지의 지골근

진화를 거치면서 인간의 손은 갈고리 모양을 점차 상실했다. 이에 따라 나무를 타거나 매달려 있기에 부적합해졌다.

광배근의 부착 위치와 턱걸이 수행능력 간의 관계

긴 광배근
Long Latissimus dorsi

짧은 광배근
Short Latissimus dorsi

1 광배근과 대원근의 부착점이 어깨 관절에서 멀수록 배근은 길어지고 턱걸이에서 더 큰 힘을 낼 수 있다.

2 광배근과 대원근의 부착점이 어깨 관절에 가까울수록 턱걸이를 더 빨리 수행할 수 있을지는 모르지만 많은 횟수를 채우기에는 역부족일 것이다.

원래 광배근은 나무에서 이동하는 데 특화된 근육으로, 본질적으로 속도가 아니라 힘을 내기 위한 근육이다.

결론

키가 작을수록 턱걸이는 더 쉬워진다. 몸무게가 같다고 할 때, 키가 큰 사람은 동작의 궤적이 크기 때문에 작은 사람에 비해 턱걸이에서 손해를 보게 된다. 키에 따른 동작 수행능력의 차이를 수학의 방정식으로 풀어보면 다음과 같은 결과를 얻을 수 있다. 1m 68cm의 선수가 턱걸이를 20회를 수행한 것은 1m 93cm의 선수가 17회 수행한 것과 같다.

턱걸이 수행에 유리한 근육 형태

- 광배근의 부착점이 어깨(견갑상완골)와 멀수록 지레의 힘은 커지지만 움직임은 느려진다. 이 경우는 시간제한 없이 턱걸이를 최대한 많이 수행해야 하는 경기에서 유리하다.
- 광배근이 엉덩이를 향해 밑으로 내려가 있을수록 힘은 더 세진다.
- 다리에 근육이 없을수록 몸이 가벼워져 턱걸이에 유리하다.
- 손가락 굴근이 단단할수록 바에 매달려 있기 쉽다 (102쪽 참조).

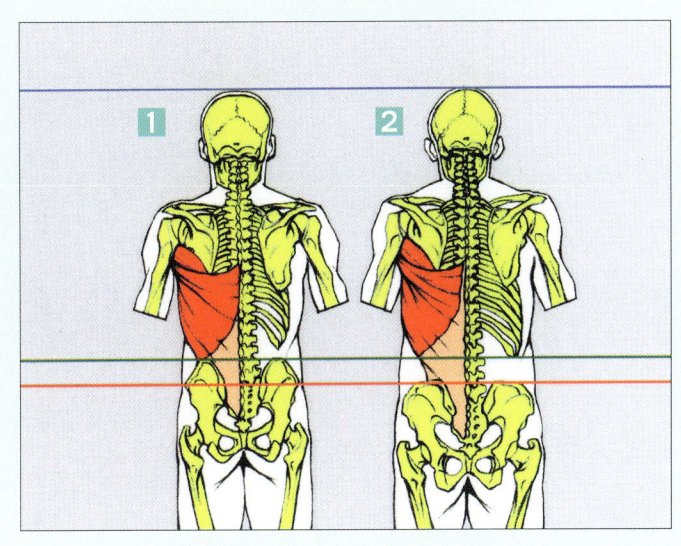

길이가 같은 광배근이라 할지라도 상체의 길이에 따라 더 길거나 더 짧아 보일 수 있다.

1 짧은 상체 : 사하라 이남 아프리카형
2 긴 상체 : 북유럽형

턱걸이 수행에 불리한 근육 형태

- 광배근의 부착점이 어깨와 가까울수록 지레의 힘은 줄어들지만 움직임은 빨라진다. 이 경우는 1~3분 안에 턱걸이를 최대한 많이 수행해야 하는 경기에서 유리하다.
- 광배근이 상체의 윗부분에서 끝나 있을수록(광배근의 길이가 짧을수록) 힘이 약해진다.
- 다리에 근육이 많을수록 몸은 무거워진다.

인류의 진화와 매달리기

인류의 사촌인 유인원은 인간이 완전한 직립보행을 하게 되면서부터 상실하게 된 우리 조상들의 신체적 특징을 간직하고 있다. 인간은 완전 직립보행을 하면서 손가락으로 오래 매달려 있는 능력을 잃어버렸다. 하지만 전완의 근육이 발달해 손을 자유자재로 사용할 수 있게 되었다. 반면 유인원은 짧은 다리, 가벼운 몸무게, 아주 밑까지 내려와 있는 커다란 배근, 갈고리 같이 굽은 손을 가지고 있어 아주 이상적인 턱걸이 선수라고 말할 수 있다.

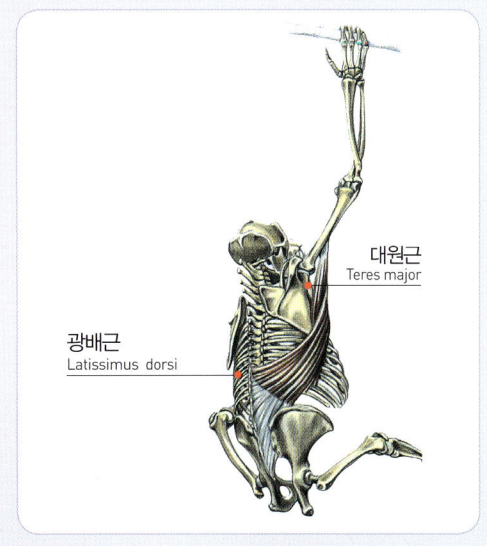

대원근
Teres major

광배근
Latissimus dorsi

턱걸이 수행능력에 영향을 주는 다른 요인들

지방이 없는 선수들은 끌어당겨야 할 근육이 적기 때문에 뚱뚱한 사람보다 유리하다.

산술적으로 측정해보았을 때, 지방이 10%(몸무게가 70kg인 사람의 경우 지방 7kg) 늘면 턱걸이 수행능력이 절반으로 감소한다고 한다. 이 수치는 하중을 실을 때 반드시 기억해야 하는 것으로, 하중이 단지 몇 킬로그램 정도만 늘어났을 뿐인데 턱걸이 횟수는 왜 그렇게 많이 줄어드는지 그 이유를 설명해준다.

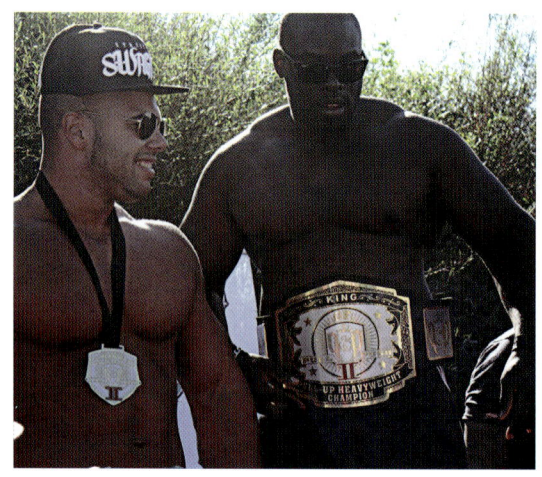

110kg, '풀 앤드 푸시' 헤비급 챔피언인 키조 보메이예 Kizo Bomaye. 턱걸이에서 기록을 세우기 위한 최적의 몸무게는 80~90kg이다. 근력과 지구력이 좋으려면 어느 정도 근육량이 필요한데, 근육량이 적어서 선수에게 충분한 하중이 실리지 않으면 지구력은 떨어지게 된다. 반대로 몸무게가 가벼우면 머슬업과 프리 스타일에서 유리하다. 실제로 체중이 과도하게 많이 나가면 몸을 자유자재로 움직일 수 없어 묘기 같은 동작을 수행하기가 불가능하다.

단지 근육이 잘 발달했다고 해서 턱걸이 수행능력이 좋은 것은 아니다. 해부-형태학적인 다른 수많은 요인이 작용한다는 사실을 기억하자.

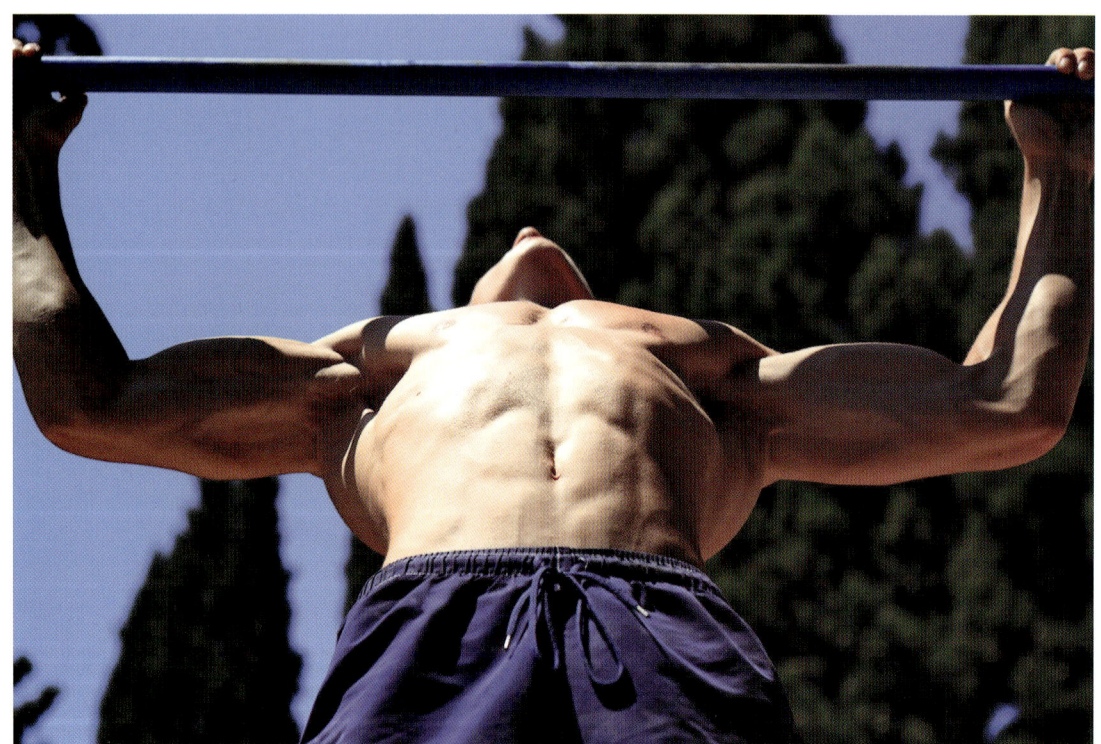

고릴라와 인간의 형태학적 차이

어깨 관절이 위를 향해 있고 견봉이 근육으로 많이 덮여 있지 않아, 팔 회전이 자유롭고 보다 넓은 영역에서 사물을 잡을 수 있다. 이는 나무에서 이동하는 데 아주 중요한 요소이다.

삼두근 장두가 상당히 발달해 있어 이동 시 등 근육과 공조하여 동원된다.

승모근 하부가 엄청나게 커서 견갑골과 팔을 몸의 아래 가운데로 당겨준다. 나무에서 나무로 이동하는 데 편리하다.

후방 삼각근은 근육량이 아주 많고 밑을 향해 있어, 나무에서 이동 시 대원근, 광배근과 효율적으로 공조하여 팔을 아래로 당겨준다.

근육질의 광배근은 부착점이 상완골에서 멀리 떨어져 있어 턱걸이에서 힘을 강화시켜 준다.

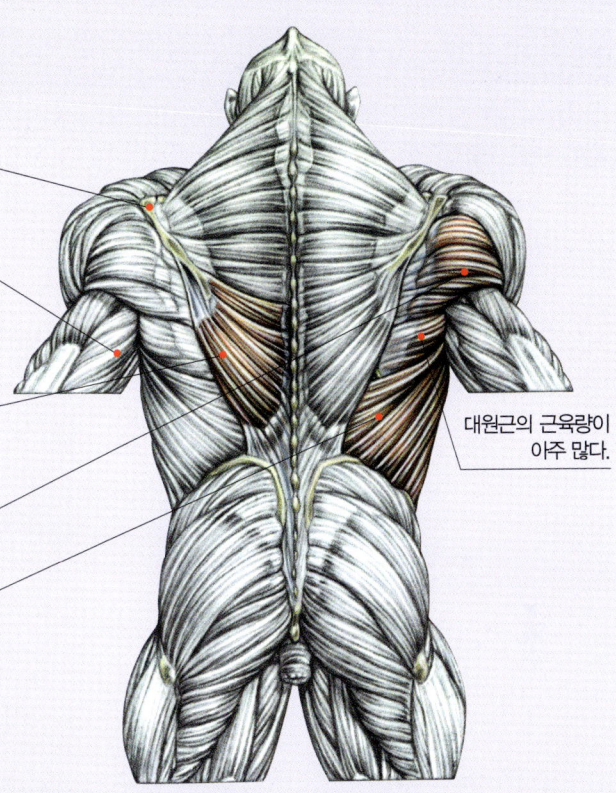

대원근의 근육량이 아주 많다.

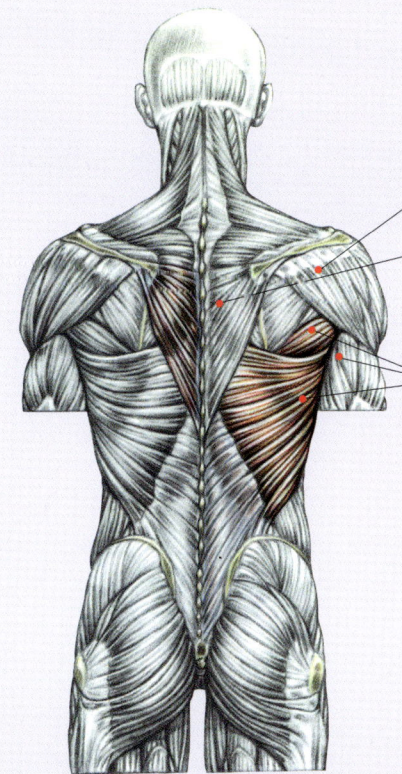

후방 삼각근은 근육량이 적고 위를 향해 있어 턱걸이의 최종 단계(마지막 몇 센티미터)에서만 개입할 수 있다.

승모근 하부는 거의 눈에 띄지 않는다.

삼두근, 대원근, 광배근은 덜 발달되어 있지만 부착점이 어깨 관절과 좀 더 가깝다. 이는 속도를 붙게 만들지만 근력은 약화시킨다(즉 팔로 던시기를 수행찰 때 아주 효과적이지만 나무에서 이동하는 데 필요한 힘은 감소시킨다).

결론

고릴라가 수행하는 턱걸이는 팔 보다 등이 상당 부분 관여한다(등은 근육량이 많고 강력하며 열상을 덜 입는다). 유인원은 나무에서 이동하거나 네발로 걸을 때(4족 보행) 팔과 상체 근육을 사용한다. 인간은 이동할 때(완전 직립보행) 하지^{下肢}만을 사용하고, 상지^{上肢}는 특정한 목적(던지기, 잡기, 소통의 도구)으로만 아주 드물게 사용하기 때문에 근육량이 많이 필요하지 않다.

02 나만의 턱걸이 프로그램을 구성하는 방법

턱걸이 프로그램을 구성하기 위한 10가지 단계

턱걸이 프로그램은 단순하고 일관성 있게 구성되어야 한다. 효과적이고 개별화된 프로그램을 구성하는 10단계를 알아보자. 각 단계들을 하나씩 살펴봄으로써 운동 계획을 세우는 과정에서 생기는 의문을 해소해 나갈 수 있을 것이다.

1 목표를 정하라

프로그램을 구성하는 가장 첫 번째 단계는 바로 목표를 정하는 것이다. 여러분이 턱걸이를 하려는 목적은 무엇인가?

⇨ 턱걸이의 최고가 되기 위해
⇨ 조각 같은 선수의 몸을 만들기 위해
⇨ 근육을 최대한 키우기 위해

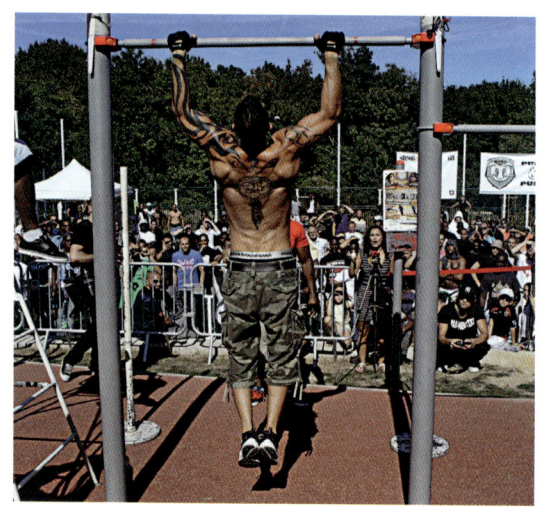

'풀 앤드 푸시' 챔피언

종종 이러한 목표 가운데 한 개 이상의 목표가 복합적으로 작용할 수 있을 것이다. 하지만 여러분이 목표를 확실히 정하지 않으면 최적의 프로그램을 만드는 데 큰 어려움이 따를 것이다.

목표를 정했다면 이것을 수량화할 수 있어야 한다. 예를 들면 "15일 안에 턱걸이 수행횟수를 5회 늘린다". 이때 운동 기한과 향상 정도는 실현 가능한 수준으로 정해야 한다. 목표량을 정하고 주기적으로 도달해야 할 단계를 세우면 자신이 얼마나 향상되었는지 쉽게 측정할 수 있다. 또한 각 단계를 넘어서면 여러분이 다음 운동을 진행하는 데에도 많은 동기부여가 될 것이다.

여러 가지 프로그램의 유형은 Part 3에서 소개할 것이다(111쪽). 이 프로그램들을 기본으로 하여 자신에게 맞는 프로그램을 구성해보자.

2 일주일에 몇 번 운동해야 할까?

일주일에 몇 번을 운동할지는 개인의 일정에 좌우될 수밖에 없다. 하지만 이런 저런 사정에 맞추다 보면 자신에게 맞는 최적의 운동량을 수행하기 어려울 수 있다. 그러나 분명한 것은 한 주에 한 번이라도 운동하는 것이 아예 안 하는 것보다 훨씬 낫다는 사실이다. 조금이라도 운동을 하다 보면 좋은 결과를 얻을 수 있다.

일단 초반에는 일주일에 최소 2회 정도 실시하는 것이 좋다. 가장 이상적인 것은 주 3회 실시하는 것인데, 여기서 주의할 점은 일주일에 최대 5회를 넘기지 말아야 한다는 것이다. 지나친 운동은 오히려 악영향을 미친다는 사실을 명심하자. 단, 전문 운동선수라면 매일 턱걸이를 수행할 수도 있을 것이다.

> ⚠️ 일주일에 턱걸이를 몇 번 하는 것이 이상적인지를 알기 위해서는 운동 사이에 며칠간의 휴식을 취하는 것이 좋은지 먼저 생각해보아야 한다. 실제로 근육은 운동하는 기간이 아니라 휴식하는 기간에 강화된다. 이렇듯 운동하는 것만큼 쉬는 방법을 아는 것이 중요하다.
> 운동을 수행하면서 근육에 힘이 생기지 않는다면 회복 시간을 더 많이 가질 필요가 있다. 향상되지 않는다는 것은 휴식이 부족하다는 증거이기 때문이다.

3 운동 횟수를 어떻게 늘려야 할까?

가장 이상적인 방법은 주 2회 운동을 몇 주간 수행한 후, 준비가 되었다고 느꼈을 때 주 3회로 늘리는 것이다.

3개월간 꾸준히 운동한 후에는 4일 기준의 운동 방식을 고려해 볼 수 있을 것이다.

4 며칠 간격으로 운동해야 할까?

가장 이상적인 방법은 하루 운동하고 하루 쉬는 것이다. 하지만 이 방법이 자신의 일정과 맞지 않다면 이상적인 것과 현실적인 것 사이에서 최선의 방법을 찾아봐야 한다. 다음과 같은 방법을 생각해볼 수 있을 것이다.

- **주 1회 운동** : 운동 날짜를 마음대로 정할 수 있다.
- **주 2회 운동** : 그날의 운동과 다음 운동 사이의 시간 간격을 될 수 있는 한 넓게 잡는다. 예를 들면 월요일과 목요일, 아니면 화요일과 금요일에 운동하는 식이다. 여기서 중요한 점은 운동하는 날 사이에는 적어도 하루는 휴식을 취해야 한다는 것이다.
- **주 3회 운동** : 하루 운동, 하루 휴식을 교대로 하는 것이 가장 이상적인 조합이다. 예를 들면 월요일, 수요일, 금요일에 운동하는 방식이다. 주말은 완전한 휴식 기간으로 남겨둔다.
- **주 4회 운동** : 일주일에 4회를 운동하면 휴식을 취할 날이 적고 2회분의 운동이 나란히 이어질 수밖에 없다. 여러분의 일정이 충분히 유동적이라면 7일이 아니라 8일을 기준으로 4회의 운동을 분배할 수도 있다. 이렇게 하면 하루 운동 후 하루 휴식을 취할 수 있다. 회당 운동량을 가볍게 조절하면 회복에 도움이 될 것이다. 그리고 매주 운동 날짜를 바꾸면 불편하므로 되도록 정해진 날짜에 운동을 하는 것이 좋다.

시합 전 벼락치기

시합 일주일 전에 수행하는 운동은 굉장히 중요하다. 자신의 잠재력을 최대한 끌어올리기 위해 시합 전날 근육을 혹사시켜서는 안 된다. 그렇게 운동한다고 해서 결과가 달라지는 것은 아니다. 이른바 '벼락치기'를 하는 대신에 충분한 휴식을 취하고 힘을 절약하는 것이 훨씬 낫다. 경기 전에 최소 3일은 휴식을 취해야 한다. 마지막 운동은 쉽게 수행하고 테크닉적인 부분에 집중하자. 마지막 몇 분까지 무턱대고 운동하다 보면 수행능력이 감소할 수밖에 없다.

5 세트는 몇 회나 수행해야 할까?

세트 횟수는 근육의 발달 정도를 가늠해볼 수 있는 중요한 기준이 된다.

⇨ 세트를 너무 적게 수행하면 근육은 최상의 자극을 받지 못해 빨리 성장하지 못한다.

⇨ 세트를 너무 많이 수행해서 근육을 과도하게 운동하면 오히려 근육의 발달을 저해한다.

자신의 수준에 적합한 세트 횟수는 어느 정도인지 알아보자.

- **처음 운동을 시작할 때** : 5세트를 넘지 않도록 한다.
- **한 달 운동 후** : 7~8세트
- **두 달 운동 후** : 9~12세트(보조 동작 포함)
- **세 달 운동 후** : 15세트(보조 동작 포함)

운동한 지 세 달이 넘어가면, 자신의 목표와 회복 능력에 따라 세트 횟수를 조정할 수 있을 것이다.

NOTE

턱걸이를 본격적으로 시작하기 전에 적어도 워밍업 세트를 1~2회 정도 가볍게 수행해야 한다(46쪽, '턱걸이 수행 시 일어날 수 있는 부상 예방하기' 참조). 워밍업 세트는 강도가 세지 않기 때문에 위에서 언급한 세트 횟수에는 포함시키지 않는다.

⚠ 쉬운 세트를 연속으로 수행하면서 횟수만을 올리는 것이 목적은 아니다. 각 세트를 수행할 때 힘을 더 집중시키고, 그 대신 세트의 총 횟수를 줄이는 편이 더 나은 방법이다. 자신의 최대 한계라고 생각한 수준을 넘어서는 데 아무런 어려움이 없다면, 그것은 수축 강도를 충분히 끌어올리지 않았기 때문이다. 운동의 강도는 훈련을 통해 얻어지는 것이다.

6 융통성과 적응성

근육이 향상되는 것이 느껴지고 이제 준비가 되었다고 생각했을 때 세트를 하나씩 추가해보자. 세트를 얼마만큼 수행하는 것이 적당한지는 바로 여러분의 근육이 말해줄 것이다.

세트를 차례로 수행하다 보면 갑자기 힘이 쭉 빠지기 시작할 때가 있는데, 그것이 바로 자신에게 적당한 세트 횟수를 알려주는 가장 명확한 신호이다. 힘이 갑작스럽게 빠져버렸다는 것은 너무 많은 세트를 수행했기 때문이다. 자신에게 적합한 세트 횟수를 알고 있어야 다음번 운동을 진행할 수 있다.

물론 여러분이 수행할 수 있는 세트 횟수는 경우에 따라 오르락내리락 할 수 있다. 컨디션이 아주 좋은 날에는 횟수를 올리고 싶은 마음이 들겠지만, 반대로 몸이 좀 피곤할 때 녹초가 되지 않으려면 세트 횟수를 조절하는 데 신중할 필요가 있다.

7 각 세트마다 몇 회를 반복해야 할까?

각자의 운동 목적에 맞게 리피티션 횟수를 조절할 필요가 있다.

목표 : 턱걸이의 최고가 되기 위해

각 세트에서 최대한 많이 턱걸이를 수행해야 한다. 이전에 수행했던 횟수에서 멈춰서는 안 된다. 할 수 있다면 계속 반복하라!

목표 : 조각 같은 선수의 몸을 만들기 위해

리피티션 15~20회를 수행해야 근육이 자극받는다. 주어진 무게에서 리피티션 20회를 넘어 21회 수행할 수 있다면 당장 그렇게 하도록 하자! 하지만 다음 세트에서는 횟수를 늘리지 말고 중량을 올려야 한다. 초반에 그만큼 수행할 수 없다면 동작의 가동범위를 줄이거나 발로 몸을 밀어 올려보자(34쪽, '턱걸이 향상을 위한 테크닉' 참조).

목표 : 근육을 최대한 키우기 위해

우람한 근육을 만드는 데는 일반적으로 8~12회 정도 실시하는 것이 도움이 된다. 리피티션 횟수는 점차 줄이고 중량은 점차 증가시키면서 진행하는 피라미드 세트를 시도해 볼 수 있는데, 첫 세트는 리피티션 12회를 목표로 수행하고 다음 세트에서는 중량을 천천히 올려 리피티션 횟수가 8회에 이르도록 한다.

8 어느 정도의 속도로 리피티션을 수행하는 것이 좋을까?

리피티션은 다음과 같이 두 단계로 전개된다.
- **포지티브 단계** : 근육의 힘으로 몸을 들어 올린다.
- **네거티브 단계** : 근육의 힘으로 몸을 천천히 내려놓는다.

턱걸이를 수행하는 속도는 당연히 운동능력의 향상에 영향을 미친다. 폭발적인 방식으로(가능한 한 빨리) 동작을 실시한 경우,
⇨ 속도를 제어했을 때(상승 2초, 하강 2초)보다 25% 더 많은 리피티션을 수행했다.
⇨ 속도를 많이 제어했을 때(상승 2초, 하강 4초)보다 2배나 많은 리피티션을 수행했다.

이는 동작을 엄격하게 수행할수록 힘이 약해진다는 것을 보여준다. 즉 폭발적인 방식은 근육을 덜 쓰는 테크닉으로, 근육의 동원은 최소화시키지만 수행능력을 최적화하여 리피티션을 최대한 많이 수행할 수 있게 해준다. 폭발적인 방식으로 시합에서 우승을 할 수는 있지만 우람한 근육을 만드는 데는 역효과를 일으키는 것이다.

목표 : 턱걸이의 최고가 되기 위해

최고의 성과를 내기 위해서는 아주 폭발적으로 운동할 필요가 있다.

목표 : 조각 같은 선수의 몸을 만들기 위해

폭발적인 리피티션을 수행할 때보다 속도를 3분의 1로 줄인다. 이렇게 속도를 줄이는 이유는 속도 때문에 생기는 관성을 어느 정도 제거하고 약간 더 엄격하게 동작을 수행함으로써 근육을 더 많이 동원하기 위함이다. 대신 세트 마지막에 속도를 최대한 올리면 근력과 지구력을 기를 수 있다.

목표 : 근육을 최대한 키우기 위해

몸을 조각하기 위해서는 관성의 힘이 아닌 근육의 힘으로 몸을 들어 올려야 한다.
- 1~2초에 걸쳐 바로 몸을 끌어당긴다.
- 등과 팔 근육을 동원하여 1초간 수축 자세를 유지한다.
- 1~2초에 걸쳐 몸을 내려놓는다.
- 리피티션 1회를 3~5초 동안 실시해야 한다. 더 빠르게 움직이면 더 많은 리피티션을 수행할 수 있을지 모르지만, 근육의 힘이 아니라 관성을 이용하게 될 수 있다.

---

9 세트 사이 최적의 휴식시간은 어느 정도일까?

세트와 세트 사이에는 숨을 돌릴 시간이 필요하다. 휴식시간은 운동의 목적에 따라 10초에서 2분까지 다양하게 구성할 수 있다.
- 지구력을 기르기 위해서는 휴식시간을 짧게 조정한다.
- 하중을 실은 운동이나 머슬업과 같은 고급 기술을 수행하는 경우 더 많은 휴식을 취한다.
- 그날의 운동을 시작할 때는 휴식시간이 많이 필요하지 않다.
- 피로를 해소하기 위해서는 세트를 진행하면서 휴식시간을 더 길게 조정한다.

자신의 수준이 올라갈수록 세트 사이에 더 많은 휴식을 취해야 한다.
자신의 목적에 맞게 휴식시간을 적절히 조절해보자.

> ⚠️ 한 세트를 수행하고 다음 세트로 넘어갈 때 갑자기 힘이 빠져버렸다면, 그 이유는 너무 많은 세트를 수행했거나 휴식시간이 다소 짧았기 때문이다. 후자의 경우라면 회복시간을 살짝 늘려 문제가 해결되는지 살펴보자. 그래도 문제가 해결되지 않는다면, 수행능력을 저하시킨 원인이 회복시간이 아닌 다른 문제에 있다는 뜻이다. 즉 너무 많은 세트를 수행한 것이다.

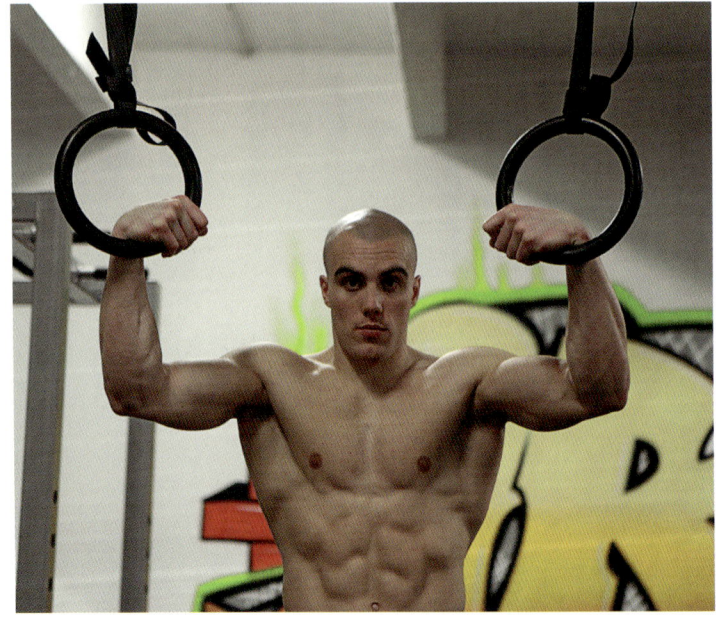

자신의 수준에 맞게 휴식시간을 조절하자.

목표: 턱걸이의 최고가 되기 위해

세트와 세트 사이 휴식시간을 상대적으로 짧게 한다. 최대한의 리피티션을 참고 견뎌낼 수 있다면 휴식시간은 1분이 넘지 않도록 조정한다. 가장 좋은 전략은 여러 차례 세트를 진행하면서 휴식시간을 점차 줄이고 리피티션 횟수는 그대로 유지하거나 좀 더 올리는 것이다.

목표: 조각 같은 선수의 몸을 만들기 위해

두 세트 사이에 45초~1분 정도의 휴식을 취하고 바로 운동을 다시 시작한다.

목표: 근육을 최대한 키우기 위해

우람한 근육을 만드는 것이 목적이라면 휴식시간을 너무 제한할 필요는 없다. 근육이 힘을 충분히 회복하여 최대한의 중량으로 운동할 수 있도록 근육에게 필요한 시간을 주어야 한다.

근육이 충분히 회복되지도 않았는데 무거운 중량으로 운동을 다시 시도하는 것은 역효과를 일으킨다. 휴식시간은 평균 1분~1분 30초가 적당하다. 반면 아주 고난도의 운동을 하지 않았는데도 세트 사이에 2분 이상 휴식을 취하는 것은 지나치게 길다고 할 수 있다.

10 운동은 얼마나 지속해야 할까?

효과적인 운동이란 가능한 한 짧은 시간에 최대한 많이 턱걸이를 수행하는 것을 말한다. 운동시간을 결정하는 첫 번째 기준은 자신의 스케줄과 일정이다. 시간이 많지 않다면 휴식시간을 줄이고 10분 이내에 수행하는 세트 횟수를 늘려 볼 수 있다.

초보자와 중급자는 20분 이상 운동하는 것은 좋지 않다. 20분 이상 걸렸다면 다음과 같은 원인이 작용한 것이다.
⇨ 너무 많은 세트를 수행했거나,
⇨ 세트 사이에 휴식을 너무 많이 취한 것이다.

자신의 운동을 분석하라

매번 운동 후에는 결과를 분석해야 한다. 다음과 같은 질문을 던져보자.
- 잘된 점은 무엇인가?
- 잘못된 점은 무엇인가?
- 잘되지 않았다면, 그 이유는 무엇인가?
- 다음번 운동에서 더 잘하려면 어떻게 해야 하는가?

다음 회차의 운동 목표는 세트 당 총 턱걸이 횟수를 늘리는 것이다.

수치가 규칙적으로 올라갔다면 모든 게 잘되어 가는 것이다. 하지만 향상이 더디다면 다음번 운동을 시작하기 전에 더 많은 휴식을 취해야 한다. 수행능력이 지속적으로 감소하는 경우에는 세트 횟수를 줄이고 휴식하는 날을 늘릴 필요가 있다.

03 턱걸이 향상을 위한 테크닉

아무런 노력을 하지 않는다면 턱걸이 실력이 좋아질 수 없다. 수행능력을 가능한 한 빨리 향상시키기 위해서는 특별한 훈련이 필요하다. 프랑스 군대의 예를 들어보면, 신병들이 달리기 훈련만 했을 때는 턱걸이를 3회밖에 실시하지 못했지만(달리기는 지방과 몸무게를 감소시켜 턱걸이 기록에 간접적인 영향밖에 주지 못했다), 특별한 턱걸이 훈련을 수행한 결과 12주 만에 자신의 기록을 7회나 향상시켰다.

이처럼 턱걸이 수준을 빠르게 향상시킬 수 있는 훈련 테크닉이 존재한다. 하지만 이러한 테크닉이 모든 사람에게 동일하게 적용되는 것은 아니므로 자신의 수준과 목적에 맞게 발전시켜야 한다.

초보자를 위한 테크닉

모든 사람이 턱걸이를 수행할 수 있는 것은 아니다. 단 한 번도 못하는 사람이 많다. 턱걸이를 향상시킬 수 있는 훈련 전략 세 가지를 알아보자.

강제 반복

몸의 무게(저항의 역할을 하는 체중)를 전부 감당하기 어려운 경우, 발로 바닥을 밀거나 의자나 벤치 위에 발을 딛고 몸무게를 가볍게 해보자. 발로 바닥을 밀면 턱걸이가 한결 수월해질 것이다. 이러한 체중 덜기 전략은 세트를 진행하면서 사용 횟수를 줄여야 한다. 이 테크닉의 목적은 다음과 같다.

- 훈련을 통해 근육을 강화시킨다.
- 근육들이 공조하여 효과적으로 작동하는 법을 배운다.

체중 덜기 테크닉을 사용하여 수차례 운동을 하다 보면 턱걸이를 전혀 못하던 사람도 1~2회는 거뜬히 성공할 수가 있다.

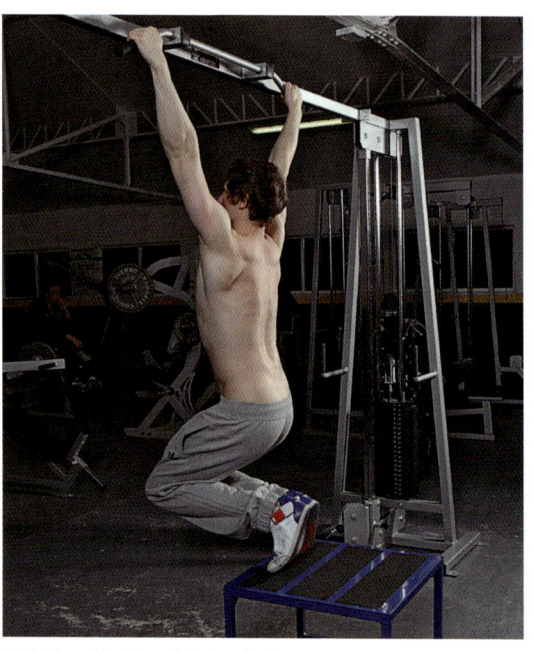

발을 딛고 수행하는 턱걸이 : 체중을 덜 수 있다.

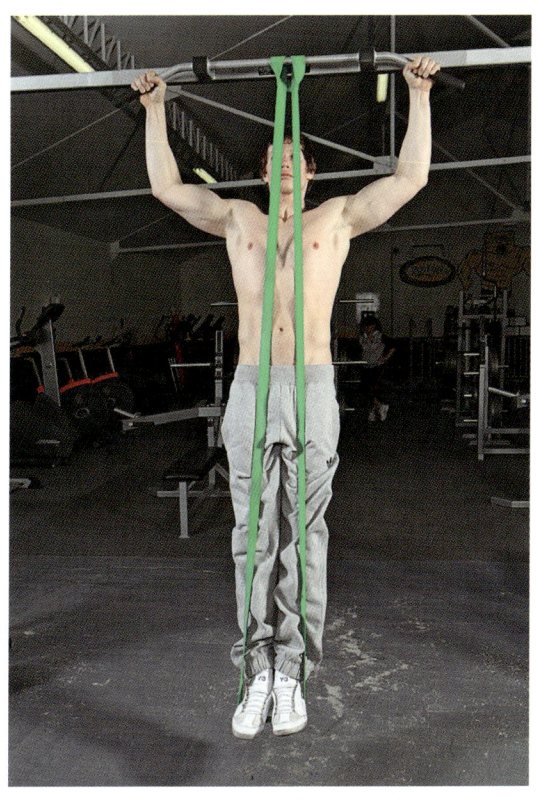 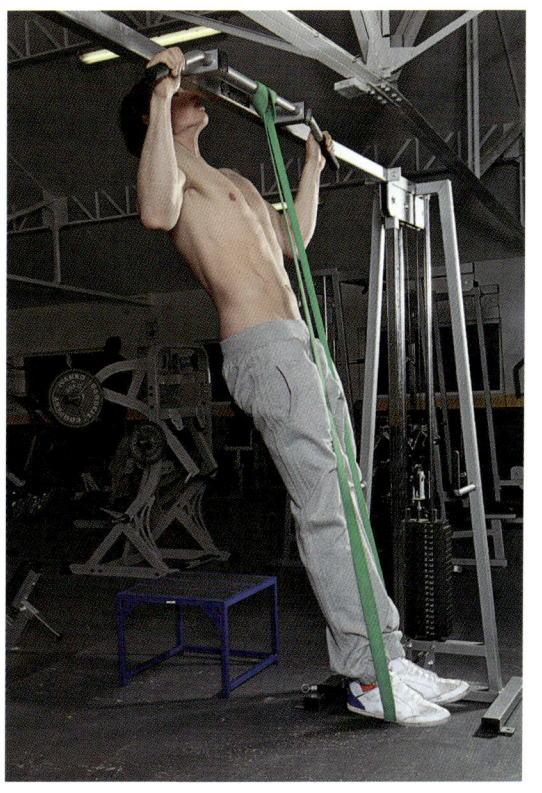

바에 탄력밴드를 거는 방법으로 체중을 덜 수도 있다.

강제 반복은 한계를 극복하게 해준다

혼자서 몸을 들어 올릴 수 있다면 체중 덜기 전략에 의존할 필요는 없을 것이다. 하지만 이 전략은 현재의 한계를 넘어서는 데 무척 유용하게 작용한다.
예를 들어 턱걸이를 5회밖에 수행하지 못하는 경우, 체중 덜기 테크닉을 사용하면 여섯 번째 턱걸이를 성공시킬 수 있다. 이때 근육은 리피티션 5회에서 세트를 중단했을 때보다 더 강력하게 동원된다. 강제 반복으로 1~2번 운동하고 나면 체중을 덜지 않고도 턱걸이 6회를 수행할 수 있을 것이다.

네거티브

턱걸이를 한 번도 못하는 사람은 동작의 하강 단계를 강조해 볼 수 있다. 속도에 제동을 걸어 하강을 가능한 한 느리게 수행하는 것이다. '네거티브 또는 원심성 수축'이라고 불리는 이 운동은 근육을 강화시키는 데 효과적이다. 네거티브 방식으로 운동을 하다보면 포지티브 단계에서 힘을 얻게 되어 턱걸이를 전혀 못하던 사람도 여러 차례 성공할 수가 있다.

네거티브를 수행하기 위해서, 의자나 벤치를 이용해 몸을 높이 올린 다음 몸의 무게를 전부 실어 하강 동작만 수행해보자. 강제 반복과의 차이는 턱걸이의 상승 단계에서 부분적으로 체중을 덜려고 시도할 필요가 없다는 점이다. 네거티브는 상승 단계에서 다리를 밀어 몸을 완전히 들어 올리고 하강 시에 체중의 전부를 싣는 방식이다.

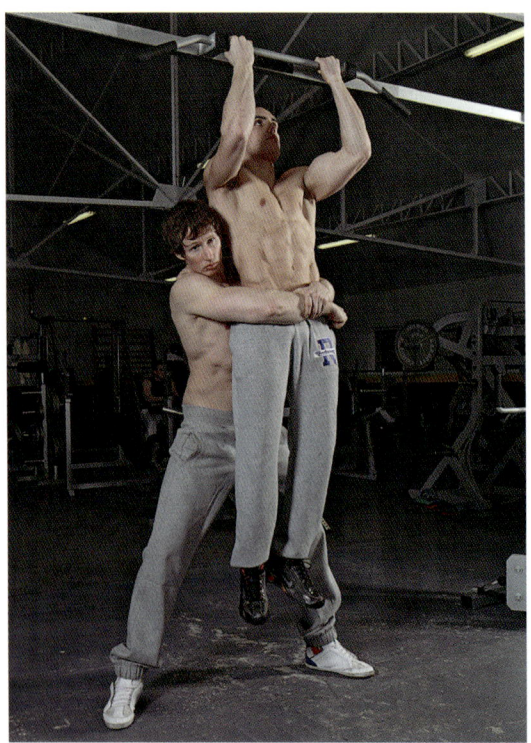

파트너가 체중을 덜거나 더하는 데 도움을 줄 수 있다.

부분 리피티션

누구나 완전한 가동범위로(밑에서 시작해서 위까지 몸을 끌어올리는 것) 턱걸이를 수행하고 싶어 할 것이다. 하지만 몸을 몇 센티미터도 들어 올리지도 못하는데 이같이 수행할 수는 없는 노릇이다.

자신의 체중을 못 이겨 밑에서 몸을 좌우로 흔들거나 앞뒤로 왔다 갔다 하는 수준이라면 다음과 같은 방법을 시도해보자.

- 완전 가동범위로 훈련해서는 안 된다. 부분 가동범위로 운동해보자.
- 낮은 단계부터 시작해서는 안 된다. 최대한 높은 단계에서 운동을 시작하자.

발로 바닥을 밀거나 의자나 벤치 위에 발을 딛고 몸을 가능한 한 높이 올려보자. 몸을 높이 끌어올리면 근육은 강력하게 수축하기 시작한다. 낮은 단계에서 신장되어 있을 때는 전혀 느껴지지 못하지만, 높은 단계로 끌어 올렸을 때는 근육이 동원되는 것을 바로 느낄 수 있을 것이다.

손은 좁은 언더 그립(새끼손가락이 마주보도록 놓는) 자세를 취한다(61쪽, '턱걸이 초보자를 위한 동작' 참조). 바가 목 근처에 오면 1~2cm 하강한 다음 다시 들어 올린다(준 등척성 리피티션). 이것이 불가능하다면 적어도 초반에는 몸을 내리지 말고, 가능한 한 오랫동안 움직이지 않은 상태로 모든 근육을 수축해보자(등척성 리피티션). 힘이 생기면 점점 더 몸을 내렸다가 다시 들어 올린다.

하강이 너무 빨리 이루어져 저항을 느끼지 못하는 경우에는 네거티브와 강제 반복을 결합해보자. 즉 한 발로 바닥이나 벤치를 딛고 몸의 무게를 가볍게 해보는 것이다. 이렇게 하면 하강 속도가 느려지고 근육이 동원되는 시간이 늘어날 것이다.

네거티브는 향상에 도움이 된다

네거티브는 수행능력을 상급자 수준으로 향상시키는 데 도움이 될 수 있다. 더 이상 힘이 남아 있지 않다고 세트를 중단하지 말고, 의자나 벤치 위에 발을 딛고서 상승단계를 수행하고 네거티브로 세트를 마무리해보자. 세트 마지막에 수행하는 네거티브는 평상시와는 다른 방식으로 근육의 수축을 일으켜 다음번 운동에서 근력과 지구력을 향상시킨다.

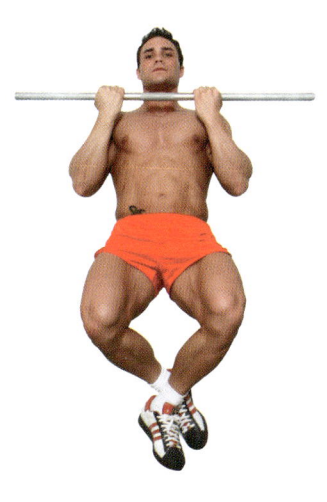

부분 리피티션으로 시작하기

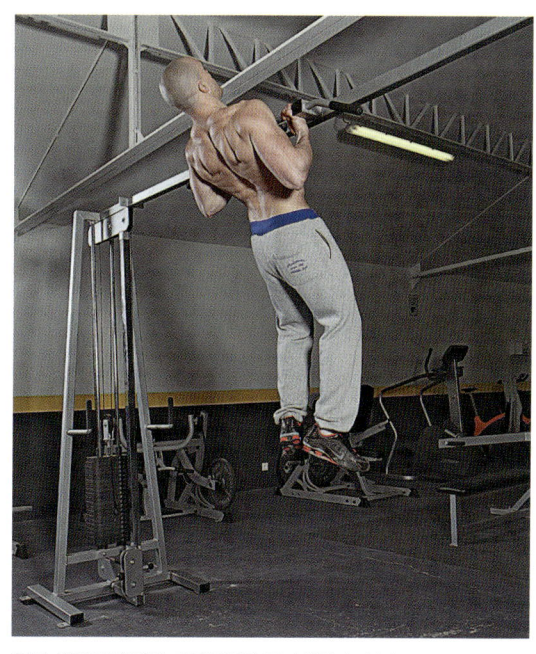

힘이 생기면 턱걸이 가동범위를 증가시킬 수 있다.

이러한 세트의 목적은 가능한 한 오랫동안 장력을 유지하는 것이다. 중력으로 인해 몸을 더 이상 들어 올리지 못할 때까지 버티다가 한계에 이르면 팔을 완전히 펴보자. 운동을 진행하다 보면 힘이 생기고 동작이 편안해지면서 조금 전까지만 해도 불가능해 보이던 리피티션 1회를 완벽히 수행할 수 있을 것이다.

수행능력이 향상됨에 따라 부분 리피티션은 또 다른 목적, 즉 지구력을 기르는 데에도 유용하게 활용될 수 있다. 이렇듯 자신이 상급자 수준이더라도 완전 리피티션보다 부분 리피티션을 더 많이 수행할 수도 있다. 세트가 길어지면서 부분 리피티션이 저항으로 작용하는 것이다.

예를 들어 오랫동안 매달려 있는 상태로 있으면 전완의 지구력이 상승하게 된다. 근육이 평상시와는 다른 방식으로 수축하게 되면 근육은 무산소 상태에서도 계속해서 운동하는 습관을 들이게 되는 것이다.

세 가지 테크닉을 조합하는 방법

위에서 언급한 세 가지 테크닉을 최대한 효과적으로 조합해 볼 수 있다. 네거티브는 그날의 운동이나 세트의 마지막에 근육이 아주 약해졌을 때에만 사용하기를 권장한다.

- **아직 힘이 남아 있다면**

  부분 리피티션으로 턱걸이를 시작해보자. 부분 리피티션이 불가능해지면 강제 리피티션으로 체중을 덜고서 동작을 계속 수행한다.

- **그다음 세트에서 힘이 더 이상 남아 있지 않다면**

  바로 강제 리피티션으로 넘어가자. 가능하다면 완전 가동범위로 동작을 수행한다.

- **마지막 세트에서 힘이 전혀 남아 있지 않다면**

  완전 가동범위로(가능한 경우에 한해) 네거티브를 수행해보자.

이런 식으로 테크닉을 조합해보면 빠른 속도로 충분한 힘을 얻게 돼 턱걸이를 몇 회 더 수행할 수 있다.

중급자를 위한 테크닉

턱걸이를 여러 번 연속해서 수행하는 데 문제가 없다면 이전 기록에서 1회를 더 할 수 있게 해주는 테크닉을 찾아야 한다. 이를 위해 세트 중 휴식 전략을 사용해 볼 수 있다. 그리고 가능한 한 빨리 회복하여 세트를 연속으로 수행하기 위해서는 길항근을 운동하는 것도 효과적이다.

세트 중 휴식

턱걸이 세트 중에 피로감이 들면 바를 놓고 5초간 쉬어보자. 이렇게 하면 근육들이 휴식을 취하고 일시적으로 힘을 얻게 되어 추가로 리피티션 1~2회를 더 수행할 수 있다. 이러한 방식으로 두세 번 휴식을 취하게 되면, 특히 마지막 세트에서 인위적으로 리피티션 횟수를 증가시킬 수 있다.

세트 사이 펌핑

턱걸이 세트와 세트 사이에 이두근과 배근의 회복을 빠르게 할 수 있는 방법이 있다. 넓은 그립으로 아주 가볍게 펌핑을 수행하기만 하면 된다. 펌핑을 하면 길항근이 수축되면서 이두근과 배근에서 신진대사의 노폐물 방출이 촉진된다. 펌핑을 실시할 때는 불필요하게 피로해지지 않도록 힘을 많이 써서는 안 된다. 동작도 간단해야 한다.

처음에는 바닥 대신 벽에 대고 펌핑을 실시해보자. 이때 발은 벽에서 50cm 떨어뜨린다. 한 세트가 끝나면 10초간 숨을 고르고 나서 펌핑 5~10회를 수행해보자. 그다음 앉아서 쉬거나 약간 걸으면서 휴식을 취하면 아주 효과적이다.

다음 세트에서 근육에 힘이 붙는 것이 느껴지면 이 테크닉이 효과가 있다는 뜻이다. 단, 휴식시간이 짧은 경우(30초 미만) 숨이 가쁠 수 있으므로 펌핑을 해서는 안 된다.

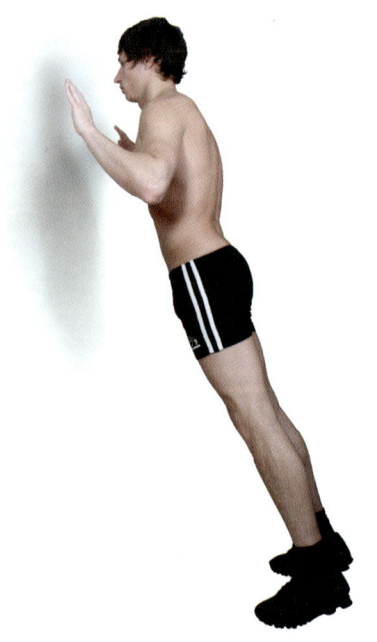

턱걸이 두 세트 사이에서 펌핑을 하면 회복을 빠르게 할 수 있다.

상급자를 위한 테크닉

자신의 수준이 높아질수록 향상되는 것도 어려워진다. 따라서 초보자 때와는 다른 테크닉을 사용할 필요가 있다. 즉 체중을 덜고 동작을 쉽게 수행하는 대신에 하중을 싣고 동작의 난이도를 높여야 한다.

하중을 실어라!

근육에 큰 장력을 부여하고 빨리 힘을 내게 하려면 좀 더 극단적인 강화 테크닉을 사용할 필요가 있다.

하중을 싣는 방법

하중을 싣는 두 가지 방법이 있다.

■ **중량을 이용하기**

자신이 리피티션 12~20회를 쉽게 수행할 수 있다면, 망설이지 말고 몇 세트에서는 중량을 추가해보자. 덤벨의 경우 장딴지나 허벅지 사이에 고정할 수 있고, 웨이트 체인은 허리에 벨트처럼 맬 수 있다. 실패 지점에 이르면 중량을 내려놓고 추가로 리피티션을 몇 번 더 수행해보자(40쪽 참조).

■ **탄력밴드를 이용하기**

탄력밴드 한쪽을 아주 큰 무게에 연결하여 바닥에 단단히 고정한다. 그리고 밴드의 다른 쪽 끝은 허리에 둘러맨다. 밴드는 동작을 시작할 때부터 저항으로 작용해야 한다. 즉 밴드가 턱걸이 도중에만 당겨져서는 안 된다. 밴드가 처음부터 당겨지면 마지막 동작은 더욱 힘들어지게 된다. 턱걸이를 시작할 때는 충분한 장력이 생기지 않다가 턱걸이의 높은 단계에서 과도한 부하가 걸리므로, 이 둘 사이에서 적절한 타협점을 찾아야 한다.

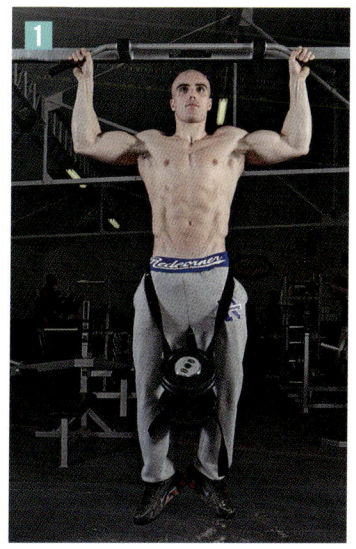

허리에 무게를 건다.

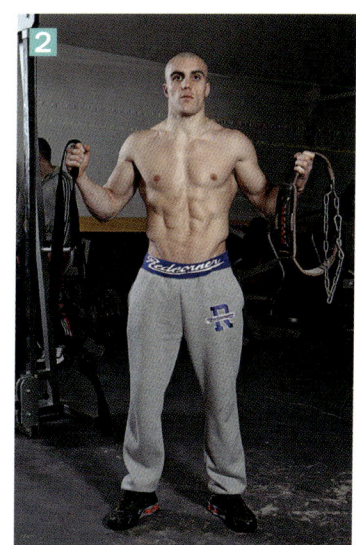

두 종류의 벨트

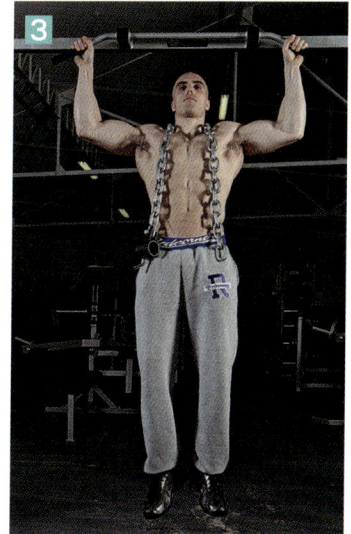

체인을 목에 건다.

부하 테크닉

무게와 탄력밴드에는 어떠한 차이가 있을까?

무게와 탄력밴드의 가장 큰 차이는 무엇일까? 그것은 무게를 통해 얻는 추가 저항은 변하지 않는다는 점이다. 그와는 반대로 탄력밴드를 이용하면 몸을 들어 올릴수록 저항이 점차 증가해 턱걸이가 느려지게 된다.

무게에 비해 탄력밴드는 동작을 시작할 때 힘이 거의 들지 않는다. 대신 턱걸이의 높은 단계에서 아주 크게 작용하여 동작을 어렵게 만든다. 따라서 여러분이 몸을 충분히 높이 들지 못하거나 아주 높이 드는 것이 목표인 시합에 참가한다고 하면 탄력밴드가 무게보다 더 적합하다고 할 수 있다.

한번은 '무게', 다음번은 '탄력밴드'를 사용하는 식으로 훈련을 교대로 수행해 볼 수도 있다. 하지만 같은 회차의 운동에서 두 가지를 번갈아 사용하는 것은 모터 학습에 불필요한 대립과 역효과를 일으키므로 추천하지는 않는다.

시합을 준비하는 사람은 하중을 실은 세트와 싣지 않는 세트를 교대로 수행해야 근력과 지구력을 함께 기를 수 있다는 점을 명심하자.

무게를 언제 제거해야 할까?

근육에 더 이상 힘이 없을 때 추가로 리피티션을 몇 번 더 수행하기 위해 하중을 제거해야 할까? 이 질문에 대한 대답은 여러분의 목적이 무엇인지에 따라 다르다. 다음과 같이 두 가지 경우가 있을 수 있다.

> ⚠️ 하중은 운동에 아주 효과적이다. 하지만 턱걸이는 관절에 위험한 영향을 미치므로 항상 조심해야 한다. 무겁게 운동할수록 부상을 입기도 쉽다는 점을 기억하자(46쪽, '턱걸이 수행 시 부상 예방하기' 참조).

- **시합을 위해 근력과 지구력을 함께 기르고자 하는 경우**: 이 경우 무게를 제거하고 저항 없이 세트를 계속하는 것이 근력과 지구력을 향상시키는 데 효과적이다.
- **우람한 근육을 만들거나 순수하게 힘을 기르고자 하는 경우**: 여기에서는 세트 마지막에 무게를 제거하고 추가로 리피티션을 계속해서 수행하는 것은 좋지 않다. 이렇게 세트가 길어지면 근육을 불필요하게 혹사시켜 다음번 세트를 진행하는 데 무리가 따른다. 근육이 피로해지는 것은 하중을 지탱할 만한 역량이 다 했다는 말이다. 근육을 만들고 힘을 기르려면 근육을 과도하게 혹사시키지 않도록 피라미드 방식으로 세트를 진행하는 것이 좋다. 대신 마지막 세트에서는 디센딩 방식을 사용하여 최대한도로 리피티션을 수행할 수도 있다.

등척성 매달리기

하중을 싣지 않는 경우, 또는 자신이 근력보다는 지구력이 부족하다고 느끼는 경우에 등척성 매달리기 방법을 사용하면 턱걸이의 난이도를 증가시킬 수 있다. 이 테크닉의 목적은 다음과 같다.

- 동작에서 가장 어려운 부분인 높은 단계를 특히 강조하기 위해
- 장력을 받는 시간을 늘려 지구력을 기르기 위해
- 동작을 숙련되게 수행하기 위해(머리가 바를 넘어가야 하는 시합에서 특히 유용하다)

각 리피티션의 높은 단계에서 바로 내려오지 말고 등척성 방식으로(움직이지 말고) 2~5초간 근육의 수축 상태를 유지해보자. 마지막 리피티션에서는 최대한 오랫동안 매달린 상태로 있다가 세트를 마무리한다.

턱걸이를 하는 동안 호흡은 어떻게 해야 할까?

호흡은 운동을 수행하는 데 영향을 미친다.
⇨ 근육은 호흡을 멈추었을 때 최대의 역량을 발휘한다.
⇨ 숨을 내쉴 때 근육의 힘은 조금 약해진다.
⇨ 숨을 들이쉬는 동안 근육은 가장 약한 상태에 놓인다.

이러한 생리적 반응을 제대로 설명하기 위해 팔씨름 챔피언들이 어떠한 전략을 택하는지 알아보자. 팔씨름 챔피언들은 상대편이 호흡을 멈추기 위해 숨을 들이쉴 때를 기다렸다가, 상대편이 숨을 들이쉬는 순간 자신의 모든 힘을 발휘해서 승리를 거둔다. 다른 말로 표현하면 상대편이 숨을 들이쉬면서 힘이 가장 약해지는 순간 챔피언은 호흡을 멈추고 자신의 모든 힘을 동원하는 것이다.

호흡을 멈추는 것은 자연스러운 반응이다. 호흡을 멈추면 힘, 반응시간, 동작의 정확성, 집중도가 순간적으로 개선된다. 턱걸이를 향상시키려면 이러한 호흡의 특성을 최대한 활용해야 한다. 웨이트 트레이닝 관련 서적 중에는 운동 중에 호흡을 멈추지 말고 일정하게 호흡하라고 권장하는 책들도 있는데, 이런 책을 쓴 사람은 아주 강도 높은 훈련을 해보지 않은 사람일 것이다.

하중을 실은 세트 수행 시 호흡법

무거운 하중으로 운동할수록 호흡의 속성을 잘 활용해야 자신의 운동 수행능력을 극대화할 수 있다. 호흡은 가능한 한 짧게 멈춰야 한다. 그리고 이렇게 짧게 호흡을 멈추는 순간이 턱걸이를 시작하는 순간과 정확하게 일치해야 한다.

턱걸이를 수행하는 내내 호흡을 멈추는 것은 역효과를 가져온다. 상승하는 동안 단 영점 몇 초만 숨을 멈춰야 한다. 그리고 바로 이 순간에는 절대로 숨을 들이마시면 안 된다. 최악의 상황에서는 차라리 숨을 내쉬는 게 낫다.

리피티션 중간이나 동작이 가장 쉬운 단계에서(하강 시) 숨을 들이쉬어 보자. 숨을 들이쉬는 일은 의식적으로 수행하는 것이지만, 숨을 내쉬는 일은 근육의 강한 압력이 조금 줄어드는 순간에 자연스럽게 일어난다. 단, 이러한 방식으로 운동한 결과 숨을 헐떡이게 되는 이유는, 무거운 세트를 수행하는 동안에는 호흡하는 시점을 찾기가 어렵기 때문이다.

턱걸이 기록을 위한 호흡법

호흡을 멈추면 근육이 최대한의 힘을 내는 순간과 동일한 속도로 몸에 마비가 온다. 리피티션을 수행하는 동안 숨을 오래 참을수록 피로감도 빨리 찾아올 것이다. 따라서 호흡과 힘을 내는 순간을 정확히 맞출 필요가 있다.

몇 가지 전략을 턱걸이 운동에 적용해보자.

■ **턱걸이를 아직 많이 수행하지 않는다면**(10회 미만)
거의 호흡을 멈춘 상태로 할 수 있다.

■ **턱걸이를 10~20회만 수행한다면**
2~3회 리피티션만 숨을 들이쉴 수 있다.
네거티브 단계를 수행하는 동안이나 상승을 시작하기 바로 전에 이렇게 숨을 들이쉰다. 다만 이 경우 몸을 끌어올리기 바로 전에 즉각 숨을 멈춰야 한다.

■ **턱걸이를 20회 이상 수행한다면**
네거티브 단계에서 최대한 호흡을 해야 한다. 세트 마지막에 동작을 수행하기 거의 불가능한 경우, 점점 숨을 멈추고 남아 있는 힘을 모두 동원해보자.

결론

턱걸이를 할 때 바람직한 호흡은 훈련으로 얻어지는 것으로, 설명처럼 그리 간단하지 않다. 이 호흡법을 마스터하려면 그만큼 시간이 걸리지만 향상을 위한 중요한 요소임에는 틀림없다.

스트랩

턱걸이를 할 때 손의 그립이 점점 풀려 세트가 일찍 중단되는 경우가 종종 있다. 이때 손의 그립을 강화시켜주는 스트랩을 사용하면 마치 제2의 손과 같은 역할을 한다.

스트랩을 바르게 묶는 것이 매우 중요하다.
⇨ 손이 바 앞에 놓인 경우에는 바 뒤에서부터 스트랩을 감아야 한다.
⇨ 손이 바 뒤에 놓인 경우에는 바 앞에서부터 스트랩을 감아야 한다.

가장 저지르기 쉬운 실수는 손과 같은 쪽에서부터 스트랩을 감는 것인데, 이러한 잘못은 피해야 한다.

손가락이 길고 악력이 센 사람은 손으로 바를 완벽하게 잡을 수가 있어 스트랩이 불필요하다. 반면 손이 작고 지구력이 부족한 경우, 스트랩을 사용하면 이러한 문제를 일시적으로 완화시킬 수 있다.

목적에 맞게 스트랩의 사용을 조절해야 한다

- **근육질의 몸을 만들기 위해**

  등과 팔을 단련하는 것이 목표인 경우, 스트랩을 지속적으로 사용하면 손의 힘이 약해서 생기는 문제를 해결할 수 있다.

- **경기나 체력검정을 준비하기 위해**

  경기에서 스트랩이 허용되는 경우는 무척 드물다. 스트랩은 훈련 시에 효과적이기는 하지만, 아쉽게도 전완이 강화되는 것을 제한한다. 스트랩을 사용한다면 리피티션의 한계를 넘어서고자 하는 경우처럼 일시적인 목적으로만 사용해야지 너무 습관을 들여서는 안 된다.

⚠ 머리 위치를 주의하자

머리의 위치는, 자세를 취했을 때 근육의 수축 강도를 조절해 줌으로써 우리의 균형 감각에 영향을 미친다.
- 머리를 뒤로 젖히면 척추를 지지하고 있는 등 근육은 반사적으로 수축하고 복근은 이완된다.
- 반대로 머리를 앞으로 숙이면 복근은 수축하고 등 근육은 이완된다.

이러한 수축과 이완의 강도는 약할지 모르지만 분명히 일어나는 현상이다. 그렇기 때문에 선 자세에서 위쪽을 바라보면 몸의 균형이 뒤로 쏠리게 되고, 바닥을 바라보면 앞으로 쏠리게 되는 것이다. 따라서 턱걸이를 수행할 때는 머리 위치에 관한 명확한 전략을 세워야 한다.

다음에 소개하는 몇 가지 기본 규칙을 반드시 지키도록 하자.
- 무엇보다도 머리를 좌우로 흔드는 동작은 피해야 한다. 이렇게 불필요한 동작은 근육의 수축을 방해하고 목 부위에 문제를 일으킬 수 있다.
- 머리를 위아래로 움직일 수는 있겠지만 너무 크게 움직이는 것은 좋지 않다.
- 머리를 어떻게 움직여야 할지 모를 때는 그냥 가만히 두는 것이 좋다.
- 머리를 측면으로 돌려서는 안 된다.
- 턱걸이가 아주 힘들다고 해서 머리를 격렬하게 흔들게 되면 역효과가 발생한다. 힘을 많이 써야 할 때에는 몸을 단단하게 경직시키는 것이 중요하다.
- 배근이 올바르게 수축을 하려면 약간 위쪽을 봐야 한다. 또한 머리를 약간 뒤로 하면 바에 코나 턱을 찧을 염려도 없다.

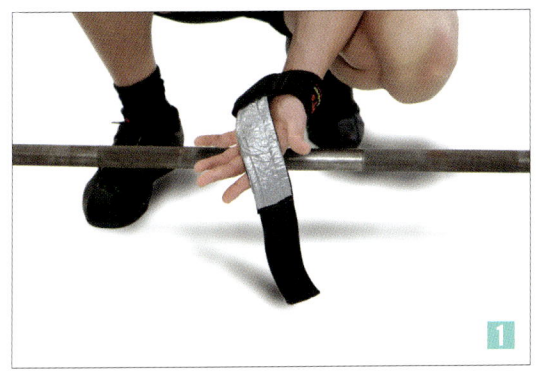
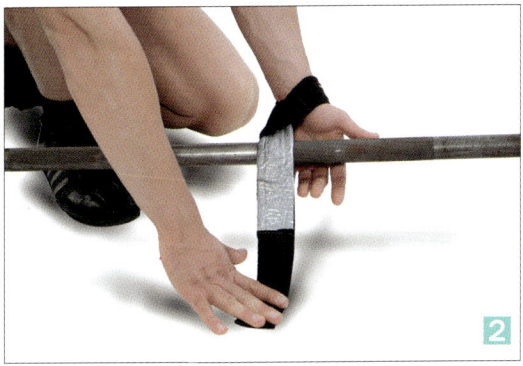

스트랩의 올바른 위치

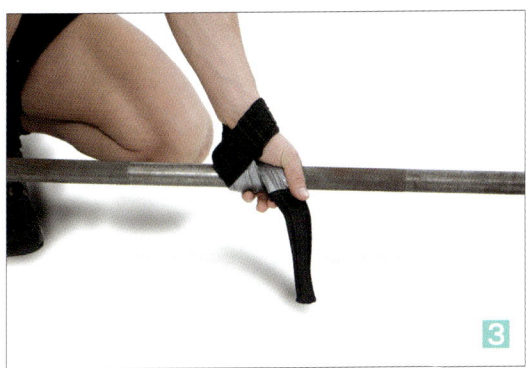

탄산마그네슘

바를 잘 잡기 위해 탄산마그네슘 가루를 사용할 수 있다. 하지만 머슬업을 수행할 때는 바가 미끄럽지 않으면 곤란하므로 사용을 자제해야 한다.

다리의 움직임에 신경 쓰자

운동의 목적에 맞게 동작수행 테크닉을 다양화해야 한다. 이미 살펴본 것처럼, 기록을 세우는 것이 목적이라면 가능한 한 폭발적인 방식으로 운동할 필요가 있다. 반면 우람한 근육을 만들기 위해서는 동작을 좀 더 제어해서 수행해야 한다. 자신의 목적에 따라 허벅지의 역할도 달라질 것이다.

턱걸이의 최고가 되기 위해

턱걸이를 최대한 많이 수행하기 위해서는 상체 근육만을 사용해서는 안 된다. 허벅지가 그저 중량만 차지하는 애물단지가 되어서는 안 된다. 몸을 들어올리기 위해서는 다리를 사용해야 한다. 허벅지를 급작스럽게 움직이면 동작을 시작할 때 몸을 가볍게 할 수 있다.

하지만 시합에 참가하는 경우라면 어떤 규칙이 적용되는지 확인해 볼 필요가 있다. 다리를 흔드는 것이 허용되는 시합이 있는가 하면, 다리를 과도하게 흔들면 페널티를 받게 되는 경우도 있다.

가장 흔하게 하는 실수는, 엄격하게 동작을 시작하고서 이미 피로가 몰려왔을 때 비로소 허벅지의 추진력을 사용하는 것이다.

피로해지는 것은 다리가 아니라 팔이기 때문에, 처음부터 허벅지를 이용하여 최대한 팔의 운동을 돕는 것이 더 현명한 방법이다.

허벅지에 추진력을 가하는 테크닉을 몇 가지 소개한다.

■ 발로

발로 바닥을 민다고 상상하면서(물론 발이 실제로 바닥에 닿아서는 안 된다) 팔을 당겨보자. 이렇게 발을 밀고 거의 동시에(영점 몇 초 후에) 팔을 당기면 수월하게 몸을 들어 올릴 수 있다.

■ 무릎으로

무릎을 앞으로 보낸 다음 위로 들면 상체가 뒤로 기울어진다. 이때 팔을 당기면 상체가 바로 서면서 추진력이 생겨 몸이 위를(바를) 향해 솟구친다.

■ 발과 무릎으로

발을 뒤로 든 다음 무릎을 앞으로 들면서 동작을 시작해보자. 두 가지 테크닉을 조합하면 자신의 체형과 무게중심에 따라 몸이 흔들리면서 더 많은 턱걸이를 수행할 수 있다.

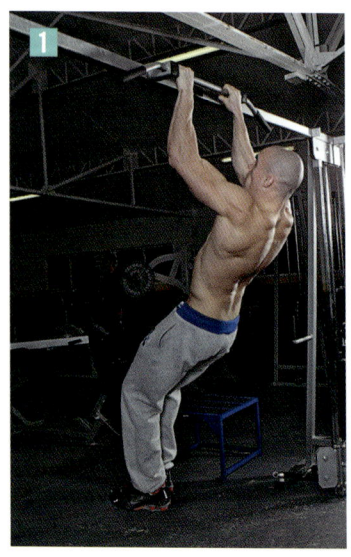
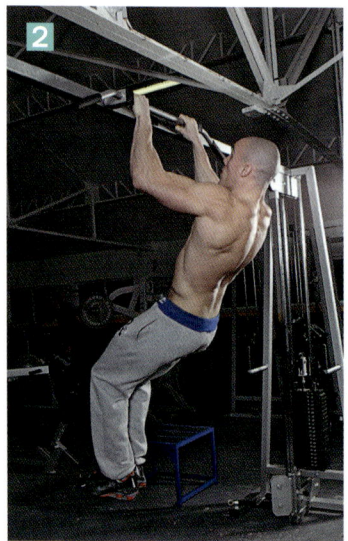
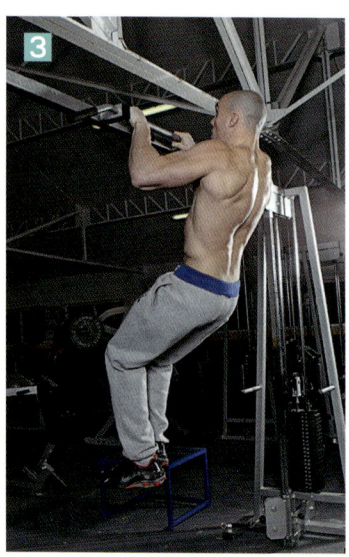

데라비에 식 턱걸이 매뉴얼

데라비에 식 매뉴얼은 실력 향상에 어려움을 겪는 턱걸이 챔피언들에게 도움을 주기 위한 고급 운동법이다. 턱걸이 운동을 일주일에 2회 실시하되, 각 회차의 운동은 특정한 목표를 달성하기 위해 수행해야 한다. 주 3회로 진행하면 지속적인 훈련이 가능하다.

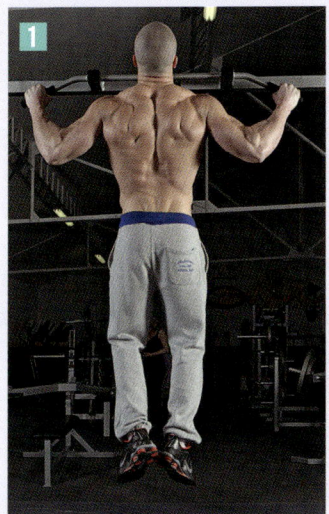
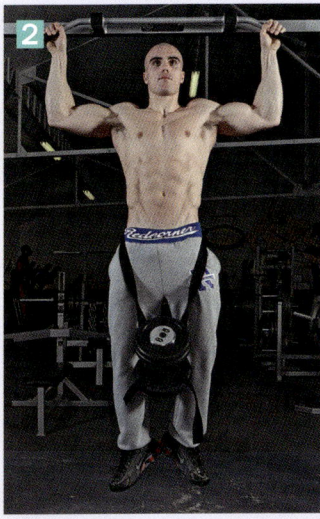
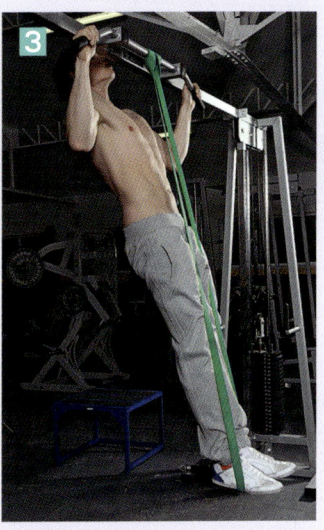

Day 1
테크닉을 완벽히 숙달하기 위해 완전 턱걸이를 최대한 반복한다.

Day 2
근력을 강화하기 위해 하중을 싣고 턱걸이를 수행한다.

Day 3
지구력을 기르기 위해 부분 턱걸이와 치팅을 가능한 한 많이 반복한다.

조각 같은 선수의 몸을 만들거나 근육을 최대한 키우기 위해

적어도 세트 초반에는 허벅지를 이용해 도약을 가하지 않는다. 피로감이 들면서 턱걸이를 중단하고 싶어질 때 허벅지로 도약을 가해보자. 도약은 아주 격렬할 필요는 없으며 피로로 인한 힘의 부족을 상쇄할 정도면 충분하다.

리피티션을 진행하면서 근육이 녹초가 되면 도약을 점점 더 강하게 가해보자.

04 턱걸이 수행 시 부상 예방하기

같은 동작을 반복하다보면 부상이 발생할 수 있다. 하루 종일 마우스를 클릭하는 직장인들조차 특정한 통증을 겪기 마련인데, 그보다 더 심한 마모를 일으키는 턱걸이는 오죽하겠는가?

훈련의 누적으로 생기는 이러한 통증은 향상을 방해하는 가장 큰 장애물이다. 하지만 인간이 가지고 있는 해부학적 위험 요소(선천적 약점)를 제대로 알면 일반적으로 일어나는 부상을 쉽게 예방할 수 있다.

턱걸이에서 완전 가동범위의 위험성

일반적인 생각과는 달리, 가장 위험한 것은 부분 동작이 아니라 완전 가동범위로 수행하는 동작이다. 턱걸이는 가동범위가 크면 클수록 부상을 입기도 쉽다.

팔을 완전히 폈을 때(가장 낮은 단계)나 몸을 완전히 들어 올렸을 때(가장 높은 단계)에서 통증이 생기기 쉽다. 마찬가지로 동작을 폭발적으로 수행할수록 위험성은 증가한다.

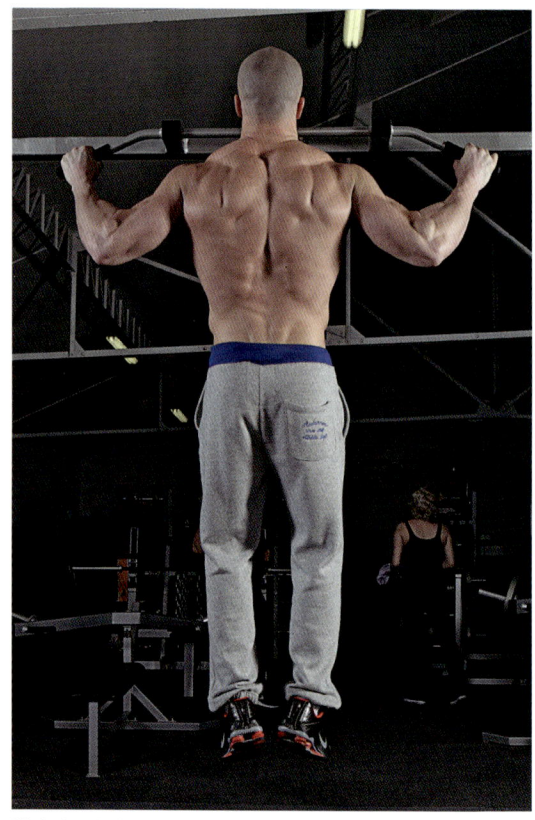

완전 가동범위로 수행하는 턱걸이는 위험성을 내포하고 있다.

턱걸이의 전형적인 부상

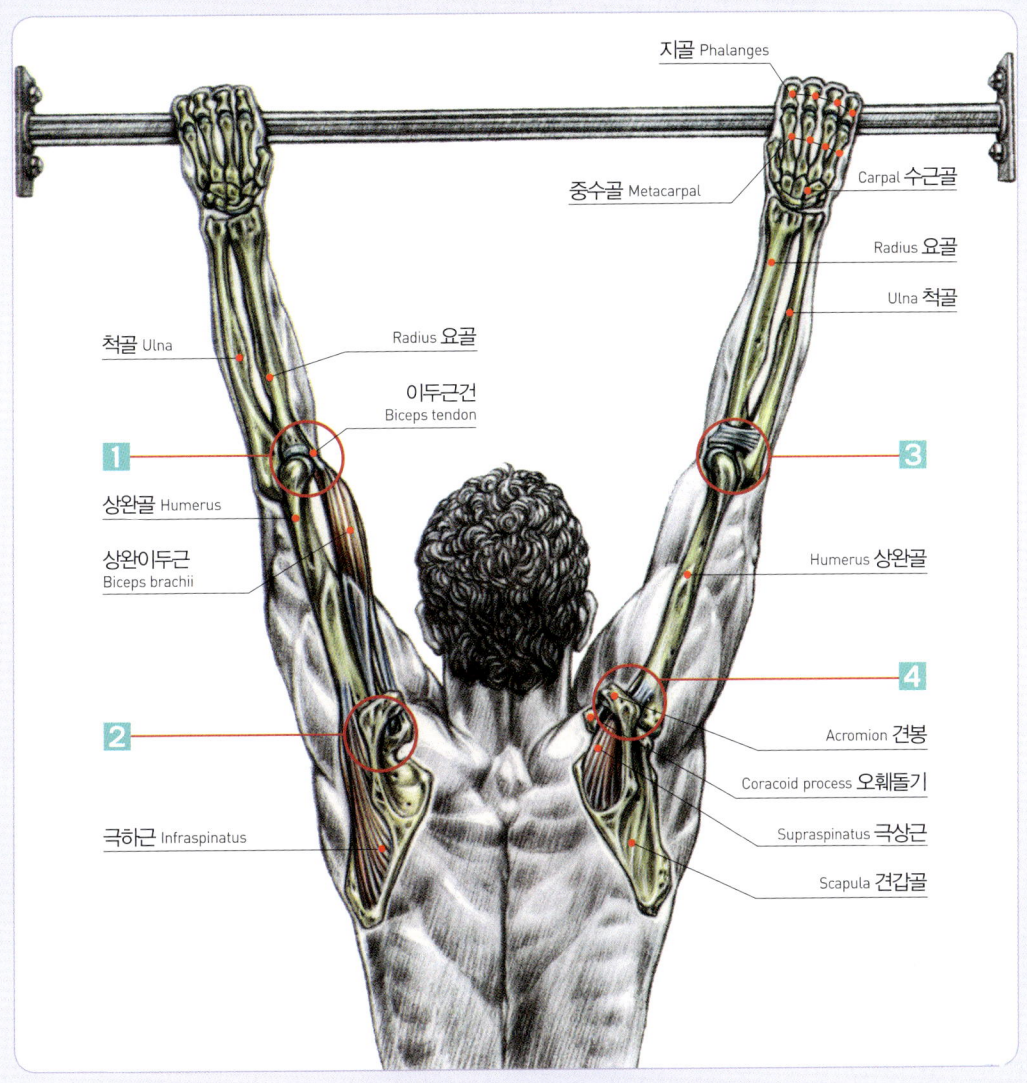

1. 턱걸이를 수행할 때 낮은 단계에서 동작을 잘못 제어하거나 하중을 많이 싣게 되면 이두근 힘줄의 말단이 손상되거나 떨어져 버릴 수 있다.
2. 동작을 제어하지 않고 빠르게 하강하거나 바 또는 기구에 하중을 많이 싣게 되면 극하근의 힘줄과 어깨의 관절낭이 신장되면서 불완전탈구가 발생하고 움직일 때 통증이 생길 수 있다.
3. 동작을 제어하지 않고 하강하거나 팔이 과도하게 당겨지면 요상완골에 불완전탈구가 발생한다. 이때 팔꿈치 인대가 과도하게 신장되어 관절이 손상을 입게 되면 팔꿈치는 불안정해진다.
4. 오훼견봉인대의 공간이 좁은 사람은 턱걸이를 반복할 때 극상근의 힘줄이 마모되거나 손상될 수 있다.

턱걸이의 낮은 단계에서 발생하는 외상

턱걸이 시작 자세에서 팔을 완전히 폈을 때 근육, 힘줄, 관절, 인대는 아주 불안정한 상태에 놓인다. 이런데도 우리는 매번 리피티션을 끝내면서 몸을 그냥 떨어지게 놔두는 경향이 있다. 이렇게 하면 탄성 에너지를 최대한 축적한 다음 튀어오를 수 있어 다음번 리피티션을 수월하게 시작할 수 있다.

그런 측면에서 이 테크닉은 아주 효과적이지만 남용을 하게 되면 아주 전형적인 부상을 입을 위험이 있다. 몸무게가 많이 나갈수록(하중을 많이 실을수록) 위험성도 증가한다는 사실을 명심하자.

침팬지와 인간의 견갑골 비교

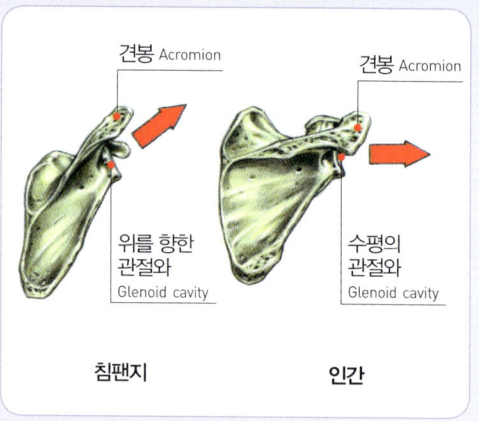

침팬지는 관절와가 위를 향해 있어 팔을 앞이나 위로 쉽게 들어 올린다. 위로 향한 관절와는 나무에서의 이동을 편리하게 해준다.

견봉과 관절와의 간격이 넓으면 이두근 장두의 힘줄과 극상근이 마모될 위험은 거의 없다. 반면 인간은 팔로 나무를 타지 않아도 되고 완전한 직립보행을 하기 때문에 견봉의 표면이 발달되었고, 이는 마치 방패처럼 견갑상완골 관절을 충격으로부터 보호해주는 역할을 한다. 하지만 이 같은 관절의 보호는 우리가 팔을 들 때 힘줄의 마모를 증가시킨다.

어깨의 불완전탈구(아탈구, 부전탈구)

턱걸이 시작 자세에서 팔을 완전히 폈을 때 어깨의 관절낭은 신장된다. 과격하게 튀어오를 때 생기는 장력은 견갑상완골 관절(어깨)의 인대를 이완시키는데, 이 관절이 불완전탈구되면 어깨가 불안정해지고 동작을 조금만 잘못 수행해도 빠져버리고 만다.

이 같은 부상을 입게 되면 팔을 더 이상 평행선(팔이 바닥과 평행을 이루는 선) 밑으로 내려서는 안 되며, 인대가 다시 팽팽해질 때까지 적어도 일주일은 휴식을 취해야 한다. 이러한 위험을 최소화하기 위해서는 래터럴 레이즈로 어깨를 잘 워밍업해야 한다(112쪽 참조).

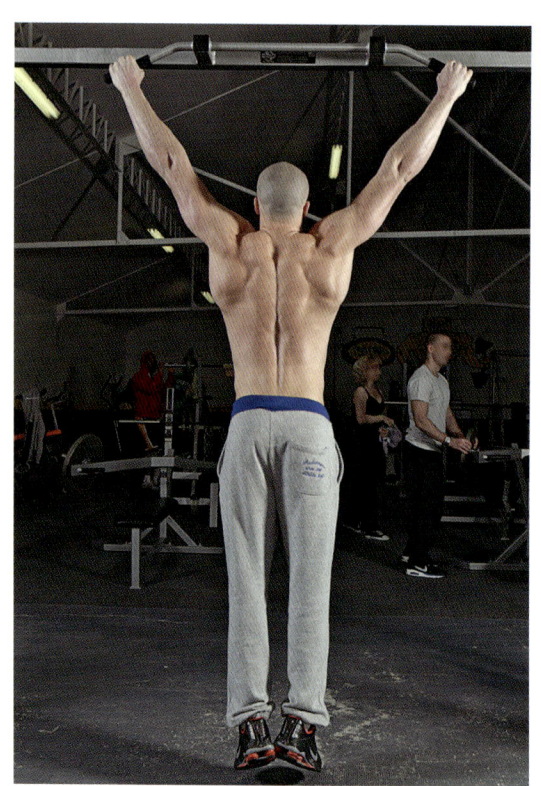

리피티션 마지막에 팔을 완전히 펴는 동작은 피하자.

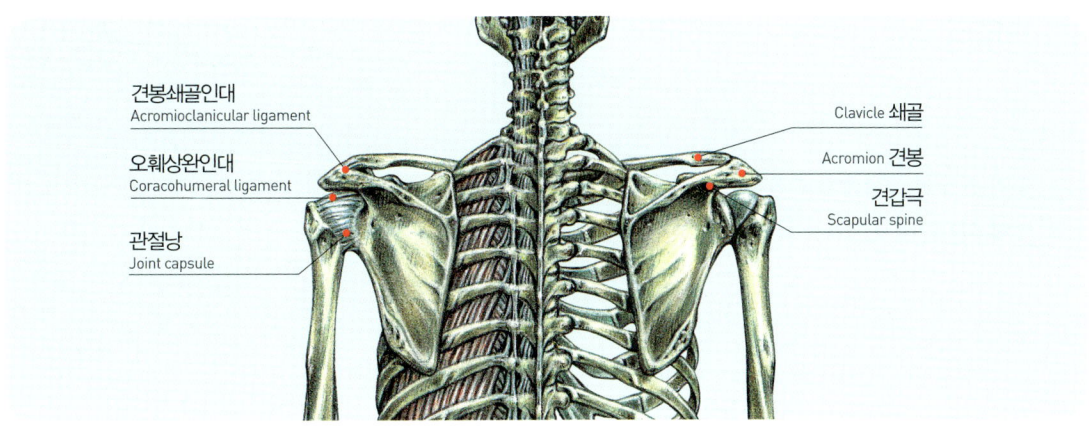

극하근의 열상

팔을 펴면 극하근도 신장된다. 어깨를 지탱하는 이 근육은 턱걸이에서 튀어오를 때 열상을 입을 수 있다. 이러한 외상은 그렇게 고통스럽지는 않지만, 어깨를 불안정하게 하고 운동수행에 방해가 되는 또 다른 병리적 증상들을 동반할 수도 있다. 이러한 문제를 예방하기 위해 운동을 시작하기 전에 전완 회전 동작을 몇 세트 실시하여 극하근을 워밍업해야 한다(113쪽 참조).

접촉 증후군

턱걸이에서 강력하게 튀어 오를수록 극상근은 더욱 신장된다. 극상근이 과도하게 신장되면 견봉과 닿게 되는데, 이러한 마찰이 반복되면 극상근에 평삭작용(평평하게 깎이는 작용)이 일어나고 결국 힘줄에 염증이 발생할 수 있다. 워밍업으로 가볍게 래터럴 레이즈를 수행하면 삼각근과 극상근을 보호할 수 있다.

견봉쇄골의 불완전탈구

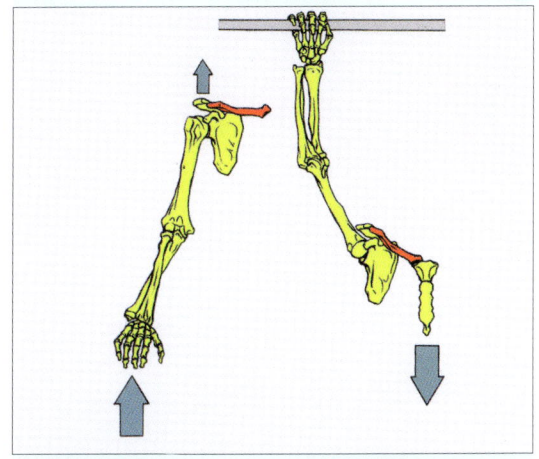

턱걸이를 할 때 팔을 과도하게 펴면 견봉쇄골에 염증이 생길 수 있다.

팔을 들어 올릴 때 회전근개의 손상

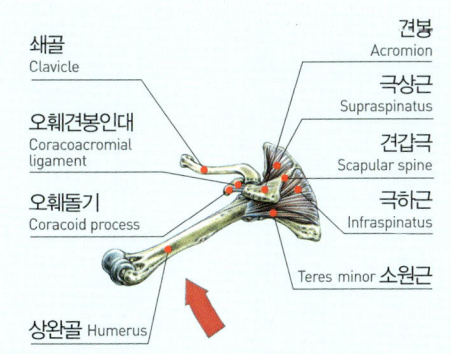

어떤 사람들은 팔을 들어 올릴 때 극상근과 극하근의 힘줄이 상완골과 오훼견봉인대 사이에 끼일 수가 있다. 이런 사람들은 바를 머리 뒤로 가져오는 동작을 반드시 피해야 한다.

극하근과 소원근

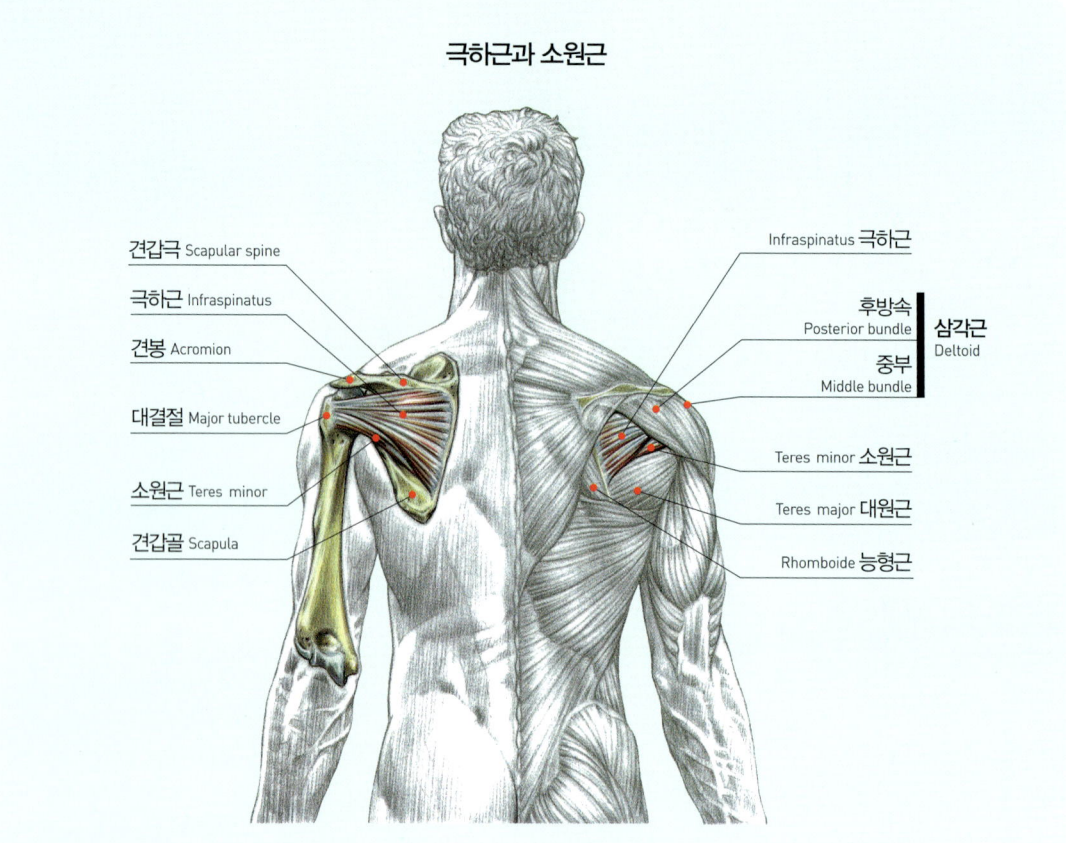

극하근과 소원근은 견갑골 후면에서 나와서 견갑상완골 관절을 지나 관절낭에 붙는다. 상완골 대결절에 부착된 이 두 근육은 팔과 상체를 단단히 결속시켜 어깨 인대의 활동을 보강하고 팔을 외전시키는 데 중요한 역할을 한다.

삼두근 장두의 열상

턱걸이에서 뛰어 오르는 동작은 견갑골에 부착된 삼두근 장두에 탄력을 준다. 이렇게 힘줄이 당겨지면 부분적으로 끊어질 수가 있는데, 이러한 문제를 최소화하기 위해서는 운동을 시작하기 전에 삼두근 스트레칭을 실시해야 한다.

이두근의 열상

- **이두근 하부(힘줄 말단)의 열상** : 언더 그립 자세로(새끼손가락이 서로 마주보도록 놓고) 팔을 완전히 펴면 이두근의 힘줄 말단이 굉장히 위험한 상태에 놓이게 된다. 건염은 물론 열상의 위험도 크게 증가

상완이두근 힘줄의 파열

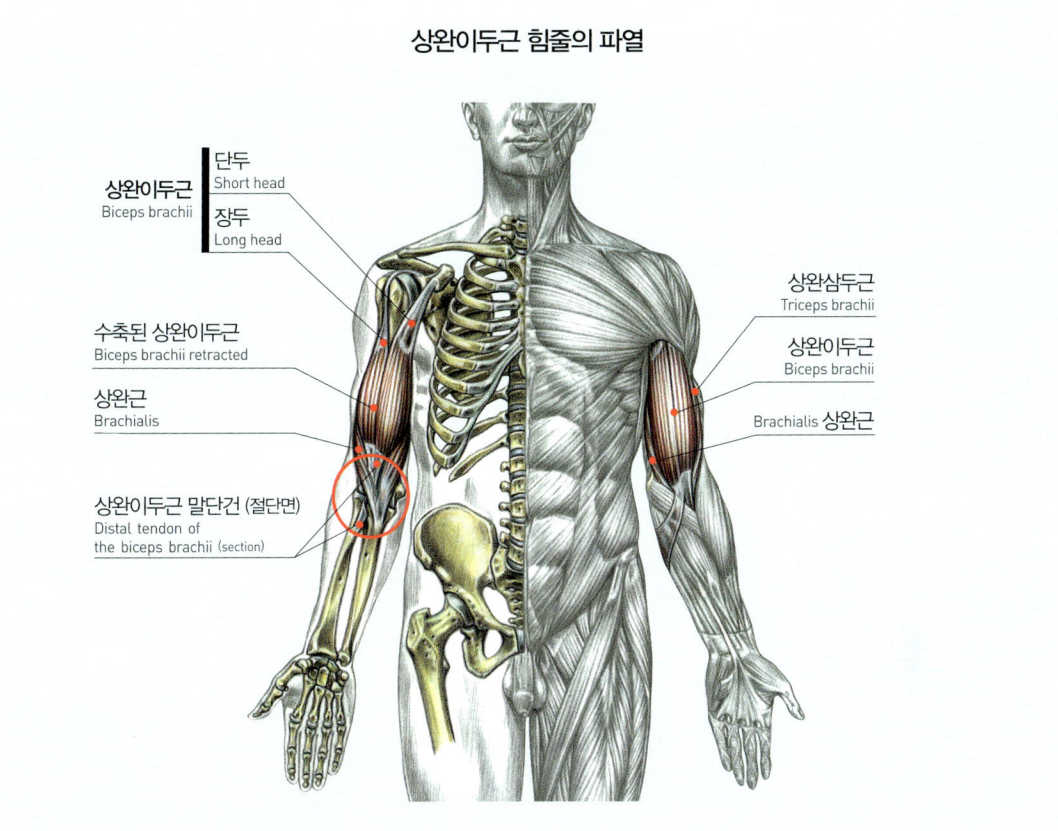

한다. 이두근 하부는 뉴트럴 그립이나 오버 그립으로(엄지손가락이 서로 마주보도록 놓고) 동작을 수행할 때 제대로 보호된다는 사실을 명심하자. 언더그립으로 턱걸이를 수행하면서 이두근의 힘줄 말단에 통증이 느껴지는 경우, 뉴트럴 그립이나 오버 그립을 사용하면 덜 위험하다.

정상적인 상완이두근

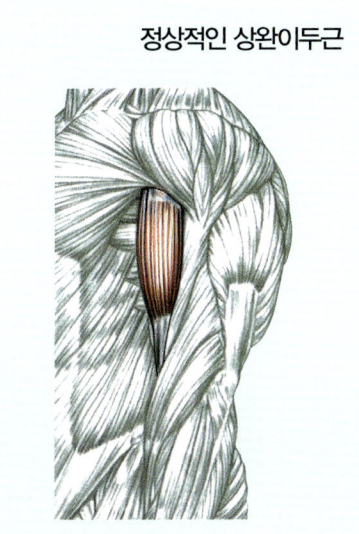

힘줄 말단의 파열 후 수축된 상완이두근

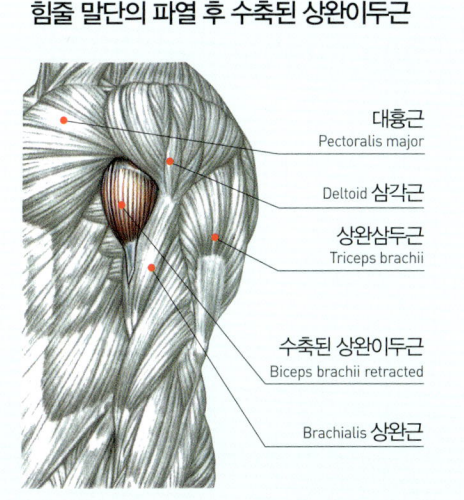

이두근 단두 건의 파열 모습을 보여주는 해부도

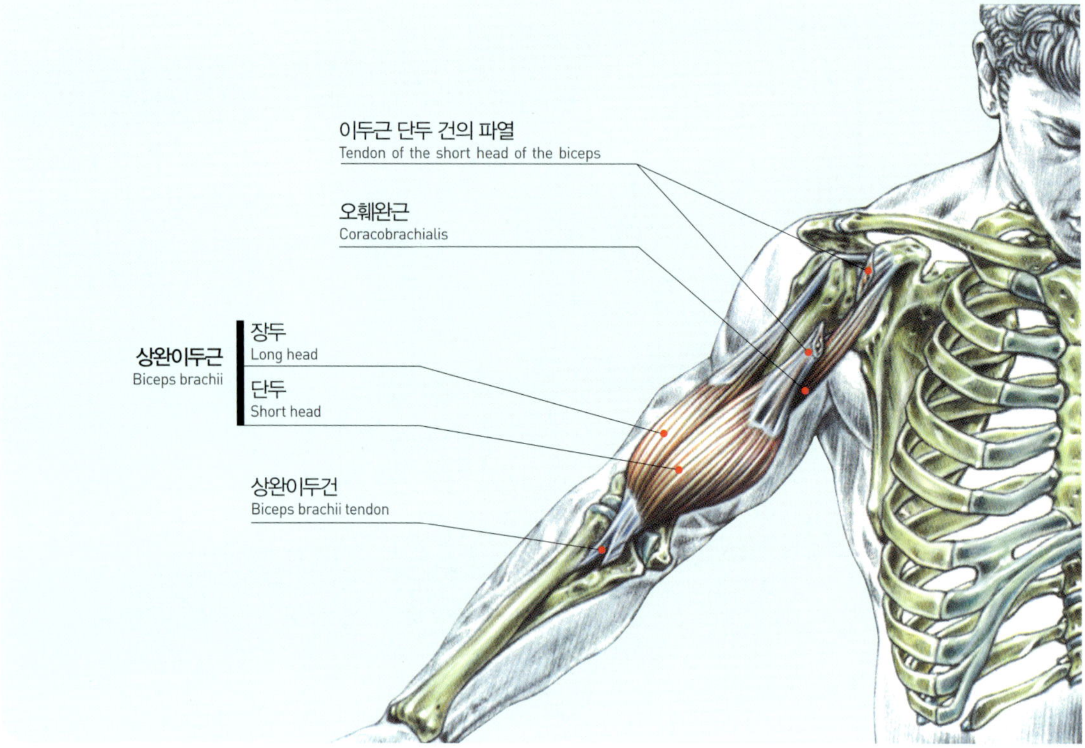

- 이두근 단두 건의 파열 / Tendon of the short head of the biceps
- 오훼완근 / Coracobrachialis
- 상완이두근 / Biceps brachii
  - 장두 / Long head
  - 단두 / Short head
- 상완이두건 / Biceps brachii tendon

- **이두근 단두의 열상** : 어떠한 방식으로 턱걸이를 수행하든 뛰어 오르는 동작은 이두근 단두의 상부를 신장시킨다. 열상은 드물게 발생하더라도 통증이 나타날 수 있다. 이 경우 팔을 벌리는 간격에 변화를 주면서 통증이 덜한 자세를 찾아보자.

결론

이두근은 턱걸이를 시작하기 전에 반드시 워밍업해야 하는 근육이다. 적어도 가벼운 스트레칭을 실시해보자.

손목 굴근의 건염

튀어 오르는 동작의 효과는 전완, 엄밀히 말해 손목의 굴근에까지 미친다. 이때 부상을 입는 곳은 내측상과 부위(요골과 굴근의 골 부착 부위)이다. 손목 굴근은 턱걸이에서 부수적인 역할만 수행하지만, 내측상과 부위에 생긴 염증은 손목 굴근 전체로 퍼져나가 통증을 일으킨다. 그 이유는 수많은 근육이 바로 이 지점에 부착되어 있기 때문이다.

손목 굴근에 염증이 생기면 무언가를 잡을 때마다

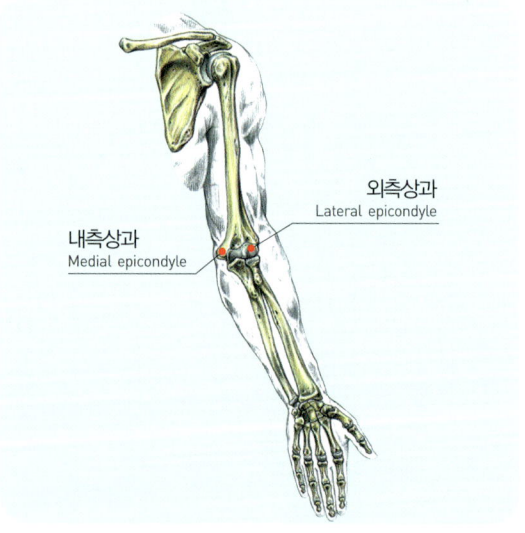

- 외측상과 / Lateral epicondyle
- 내측상과 / Medial epicondyle

팔을 위로 들면 대흉근이 이두근, 그중에서 단두를 짓누른다. 언더 그립을 사용하면 이러한 긴장이 더욱 증가한다. 언더 그립으로 턱걸이를 할 때 이두근 단두가 잘 파열되는 것도 이때문이다.

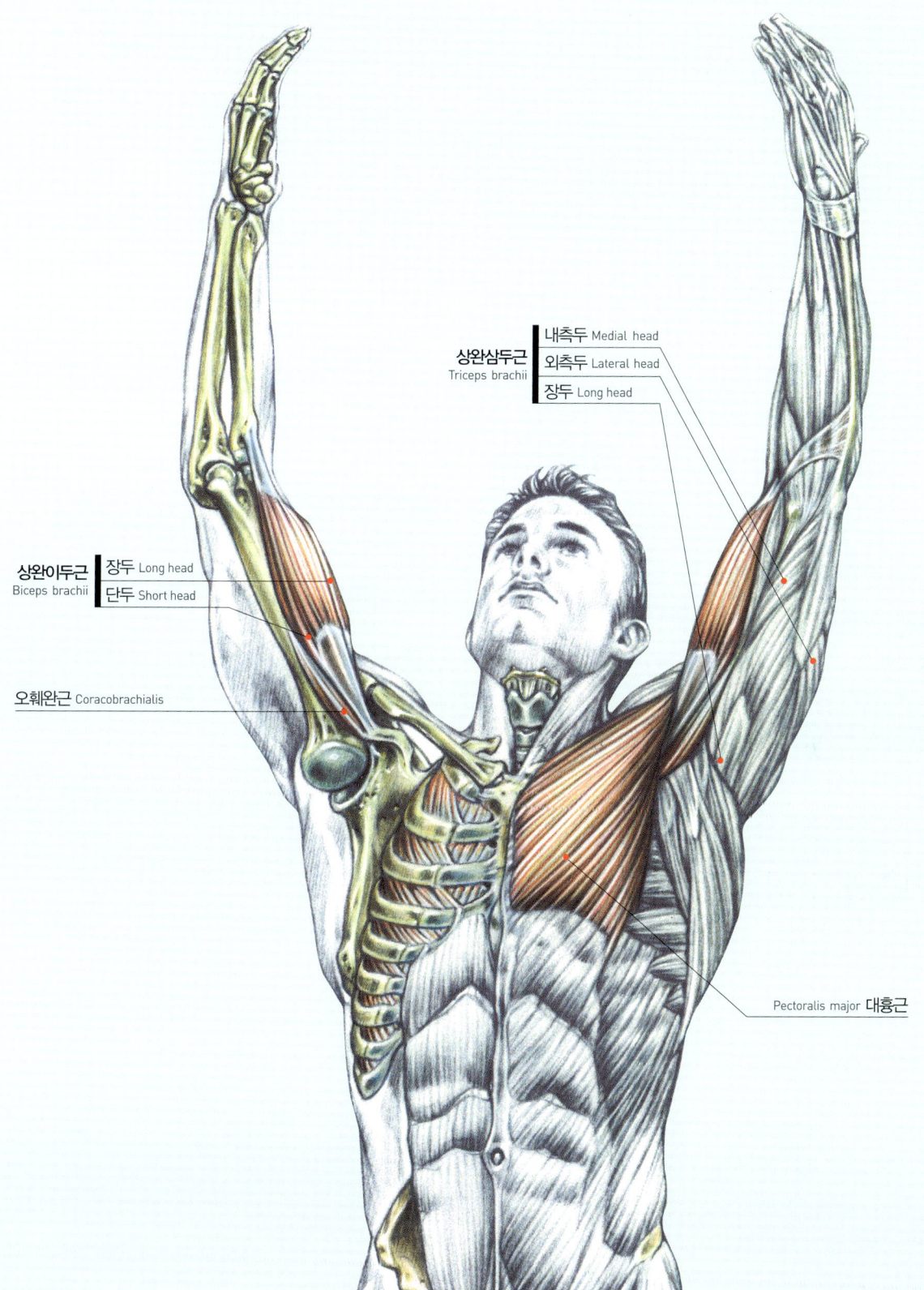

팔꿈치 안쪽에 통증이 느껴질 것이다. 턱걸이가 불가능해지는 것은 두말할 나위 없다. 이러한 지경에 이르지 않으려면 가벼운 스트레칭을 통해 전완과 손목을 잘 워밍업해야 한다.

늑골의 이탈

이 부상은 다행히 아주 드물지만 무거운 하중이 실릴 때 종종 발생한다. 하중은 요방형근을 아래로 신장시킨다. 그 결과 요방형근은 직접적으로 12번 늑골을, 간접적으로 10번과 11번 늑골을 밑으로 당긴다. 반면 완전히 긴장된 광배근은 늑골을 위로 당긴다. 이렇게 복합적인 긴장의 충돌이 일어나면 늑골에 불완전탈구가 발생할 수 있다. 이렇게 이탈한 부분은 극히 작을지 모르지만 척추에서 나오는 수많은 신경들이 근접해 있으므로 상당한 통증이 생길 수 있다.

턱걸이의 높은 단계에서 일어나는 외상

턱걸이에서 몸을 아주 높이 들어 올리는 것은 대단한 일임에 틀림없지만 상당히 위험한 동작이기도 하다.

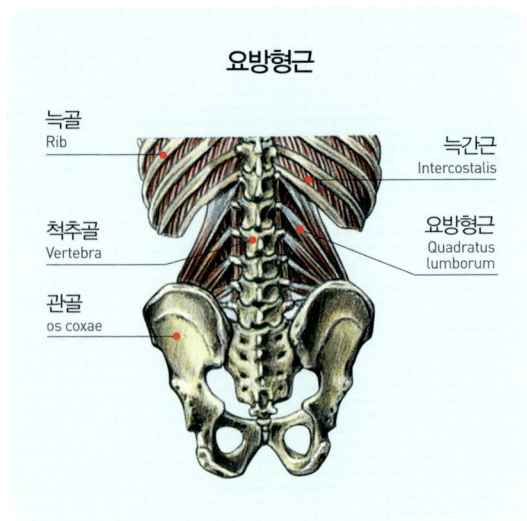

실제로 단 몇 센티미터 높이로도 일부 힘줄이 신장되면서 부상을 일으킬 수 있다.

이두근 장두의 건염

넓은 그립으로 몸을 높이 들어 올리면 이두근 장두의 힘줄은 뼈의 고랑(결절간구)에 붙는다. 이러한 마찰이 반복되면 힘줄이 손상을 입을 수 있다. 이때 어깨 앞

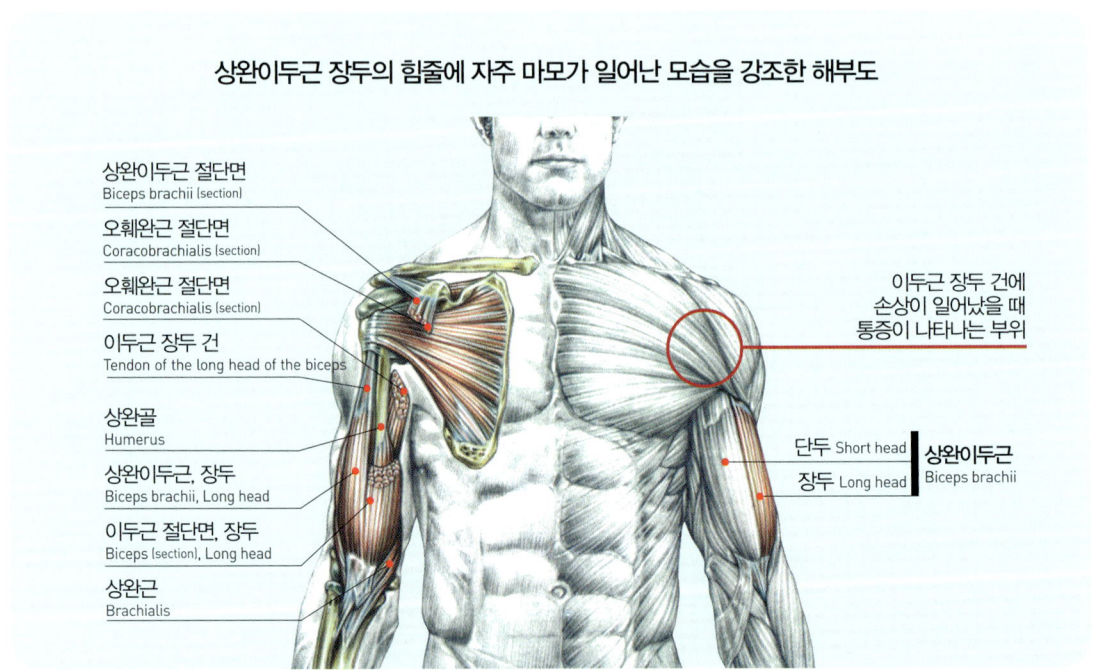

상완이두근 장두의 힘줄에 자주 마모가 일어난 모습을 강조한 해부도

부분이 아픈 것 같은 느낌이 드는데, 사실 염증이 생긴 곳은 이두근의 장두이다.

팔꿈치의 통증

어떤 그립을 취하든 턱걸이에서 몸을 높이 들어 올릴수록 삼두근 하부는 더욱 신장된다. 웜업되지 않은 팔꿈치는 이러한 신장에 취약하다. 하지만 외상의 통증이 곧바로 나타나는 것은 아니다. 증상은 나중에 나타나게 되는데, 이 때문에 턱걸이를 하면서 팔꿈치에 부상을 입었다는 사실을 모르고 지나치는 경우가 많다. 따라서 턱걸이를 하기 전에 반드시 삼두근을 스트레칭할 필요가 있다.

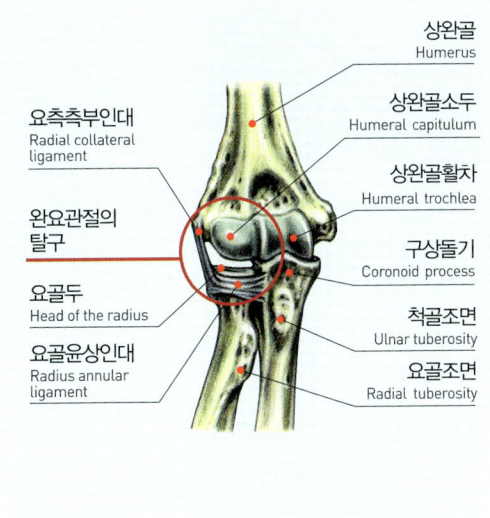

완요관절의 탈구

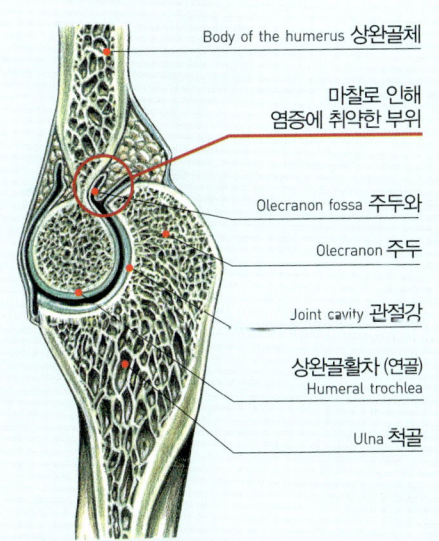

팔꿈치 관절의 단면도

전완이 반복적으로 신장될 때 주두는 상완골의 주두와에 부딪친다. 이때 관절은 미세한 외상을 입게 되어 팔꿈치 뒷부분에 지속적이고 고통스러운 염증이 발생할 수 있다.

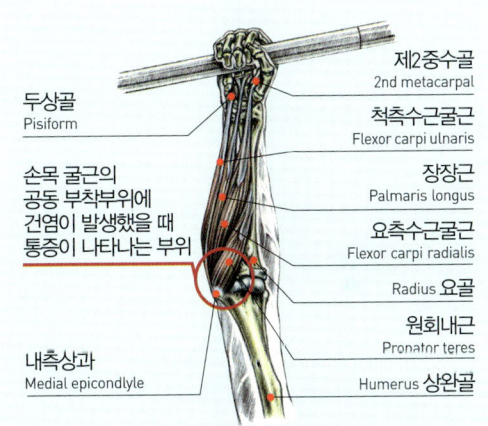

팔꿈치의 내측상과 : 일반 턱걸이 수행 시

턱걸이 수행 전 워밍업하기

앞에서 턱걸이를 할 때 가장 빈번히 발생하는 부상에 대해 알아보았다. 다행인 것은 한 사람에게 이 모든 증상이 전부 나타나는 것은 아니라는 점이다. 동작 수행 방법에 주의를 기울이면 충분히 예방할 수 있다. 또한 운동 전에 특정한 워밍업을 엄격히 수행하면 여러 가지 부상의 위험을 줄일 수 있다.

운동 수준이 이전보다 향상되어 턱걸이를 오래도록 수행하고 싶다면 워밍업도 그만큼 중요하다. 마찬가지로 몸무게가 많이 나가거나 하중을 많이 싣는 경우에는 워밍업을 더 많이 해야 한다. 이를 위해서는 Part 3에 소개된 여러 가지 워밍업 방법을 참조하기 바란다.

왜 워밍업을 해야 할까?

우리 신체는 자동차에 비유할 수 있다. 자동차의 모터를 예열하지 않은 상태에서 가속 페달을 세게 밟으면 속도를 많이 내지 못할 뿐만 아니라 기계를 상하게 할 수도 있다. 반대로 모터가 충분히 예열된 상태에서는 약하게 가속을 하더라도 빠르게 속도를 높일 수 있다.

우리의 근육도 이와 마찬가지로 일정 온도에 이르렀을 때 최적의 상태로 작동한다. 강도 높은 운동을 하기 전에 필히 워밍업을 해야 하는 이유가 여기에 있다.

워밍업은 다음과 같은 세 가지 역할을 한다.
⇨ 부상의 위험을 줄여준다.
⇨ 운동 수행을 최적화한다.
⇨ 운동 집중도를 높여준다.

> ⚠️ 워밍업에 걸리는 시간은 계절과 그날의 시간대에 따라 달라진다. 예를 들면 여름이나 오후보다 겨울이나 아침에 일어났을 때 신체가 비교적 차기 때문에 워밍업 시간을 좀 더 늘려야 한다.

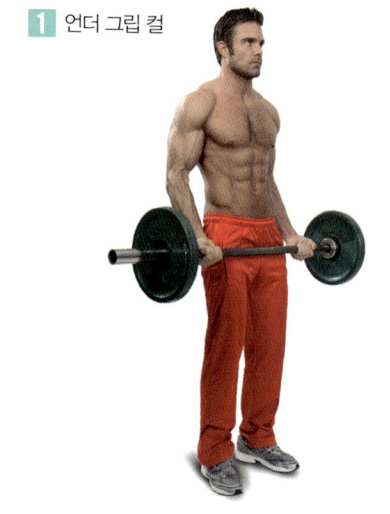

1 언더 그립 컬

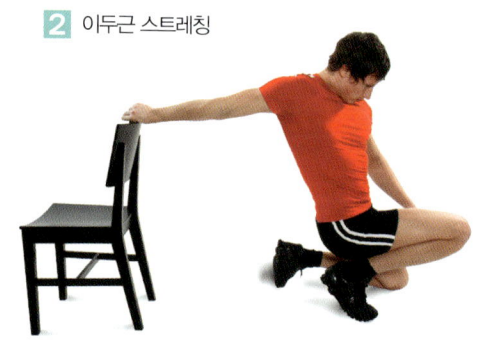

2 이두근 스트레칭

최상의 워밍업은 특정한 근육 단련 동작과
그에 상응하는 스트레칭 동작을 결합하는 것이다.

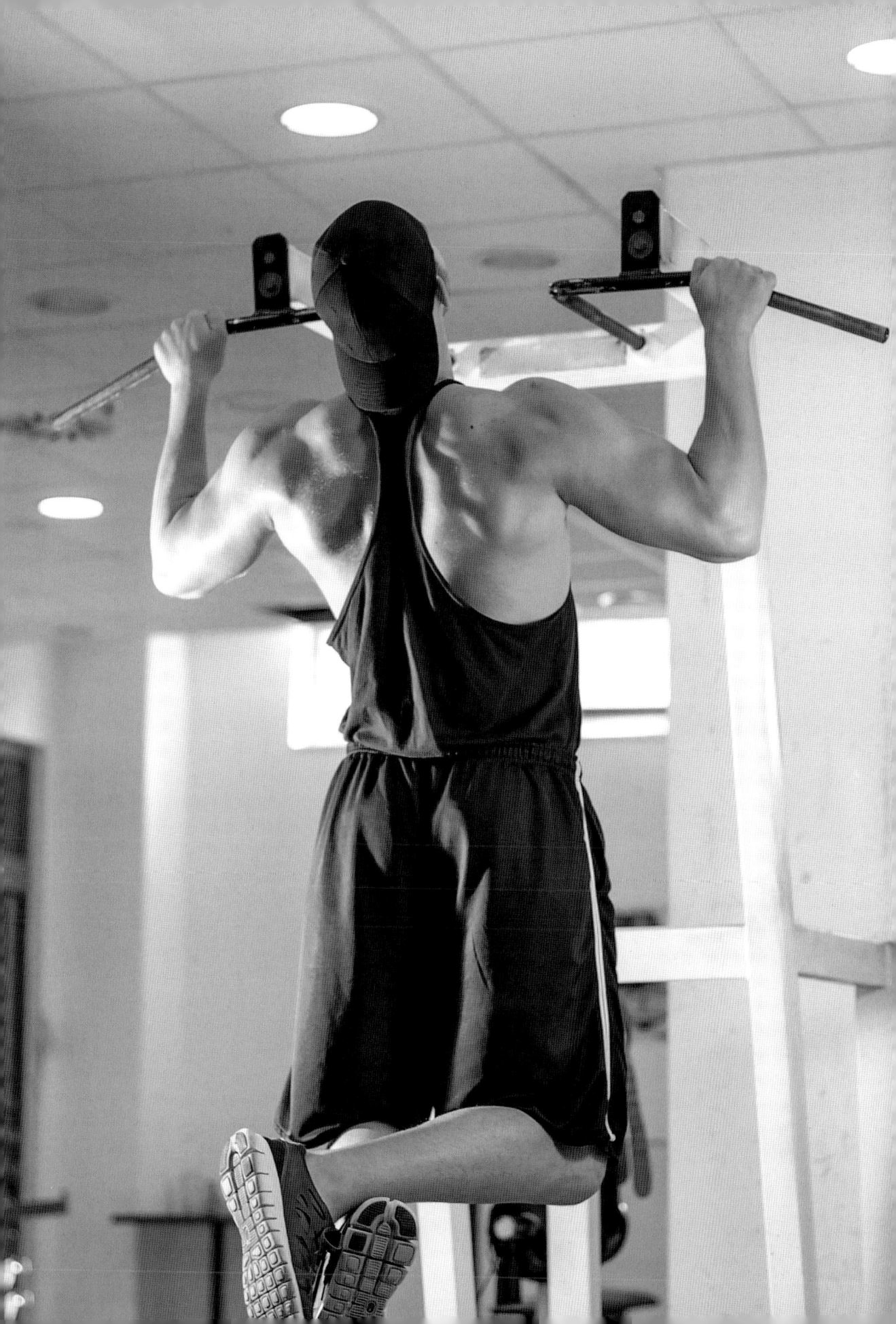

THE
EXERCISES

01 턱걸이 초보자를 위한 동작 61

02 턱걸이 상급자를 위한 동작 78

03 턱걸이 향상을 위한 보조 동작 92

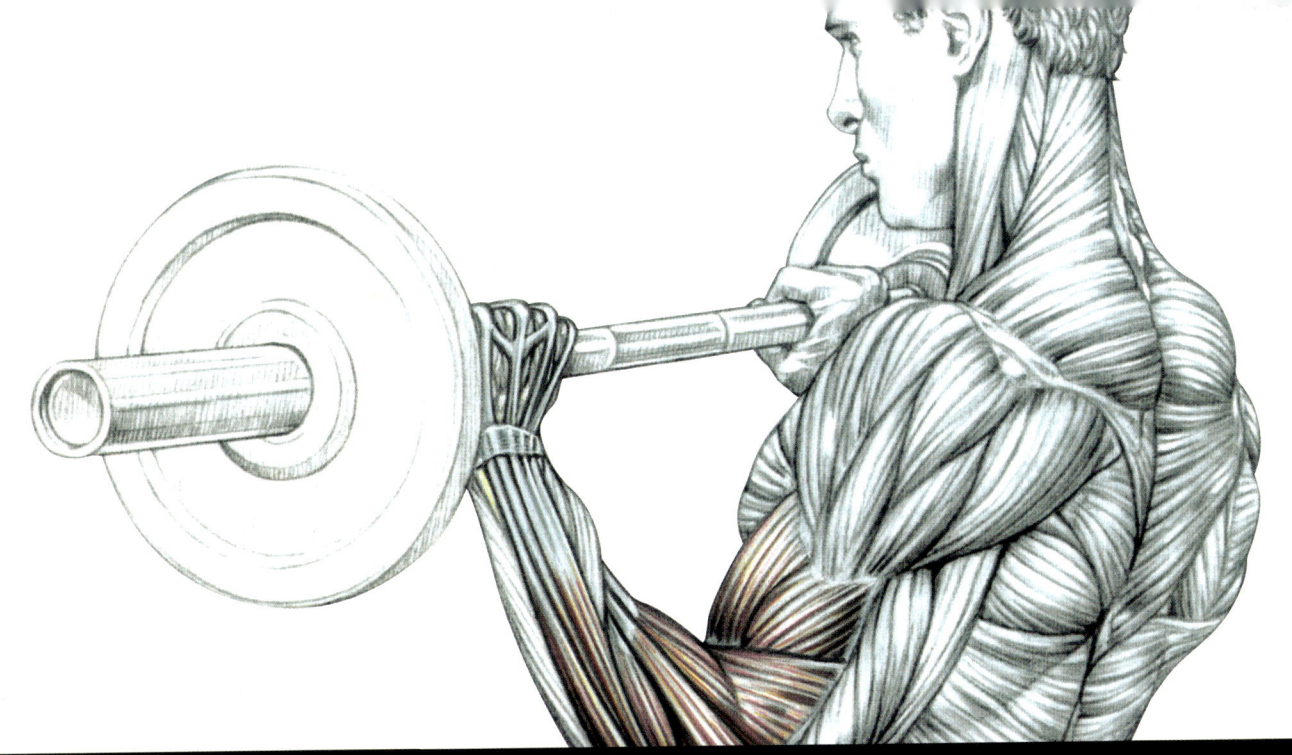

PART 02

턱걸이 운동법

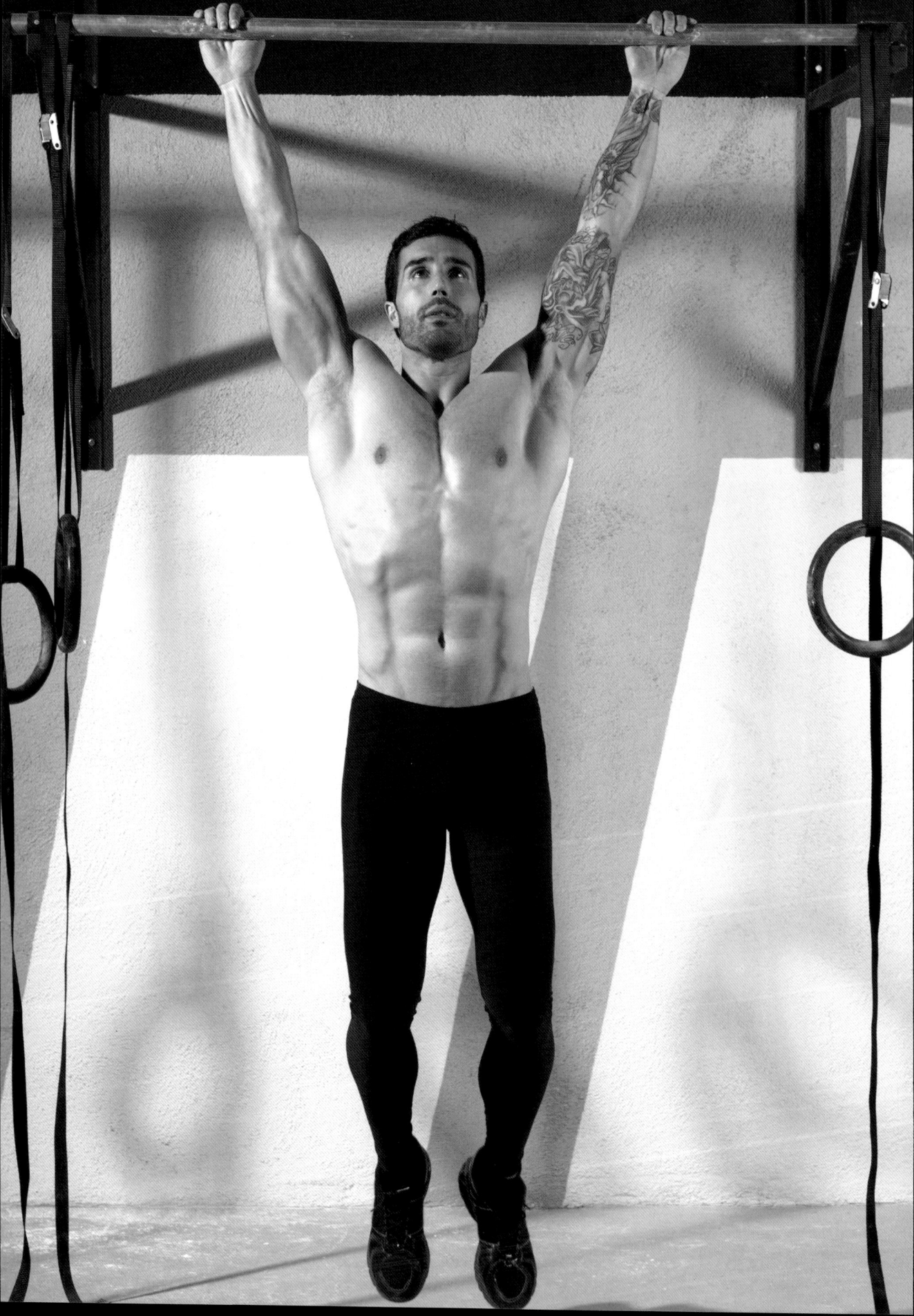

01 턱걸이 초보자를 위한 동작

세 가지 그립 방법

턱걸이를 할 때, 손은 다음과 같이 세 가지 그립을 취할 수 있다.

- **뉴트럴 그립 (Neutral Grip)** : 엄지손가락이 하늘을 향하게 둔다. 팔의 힘은 이 자세에서 가장 세지지만 이두근이 강력한 힘을 내기에 이상적인 자세라고는 할 수 없다. 이 그립에서 팔에 힘을 제공하는 근육은 주로 상완요골근과 상완근이다.
- **언더 그립 (Under Grip)** : 새끼손가락이 몸 안쪽을 향하게, 엄지손가락은 밖을 향하게 둔다. 이두근 단련에 가장 좋은 자세이다.
- **오버 그립 (Over Grip)** : 엄지손가락이 서로 마주보도록 돌리면 새끼손가락은 밖을 향하게 된다. 팔의 힘이 가장 약해지는 자세이다. 기본적으로 상완요골근이 운동을 수행하고, 이두근은 운동에 많이 개입하지 못한다.

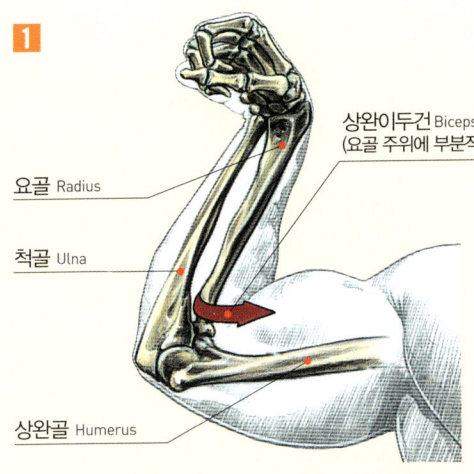

1 오버 그립
손을 오버 그립으로 놓으면 상완이두건 말단의 일부가 요골에 감긴다.

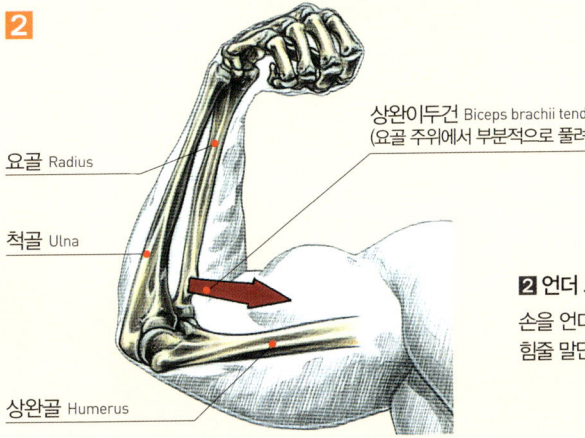

2 언더 그립
손을 언더 그립으로 놓고 상완이두근을 수축하면 힘줄 말단에 작용한 힘이 요골을 회전시킨다.

초보자를 위한 턱걸이 동작

1 좁은 언더 그립으로 수행하는 턱걸이

이 복합운동의 목표는 등 근육, 이두근, 삼두근 일부, 전완을 단련하는 것이다. 턱걸이를 처음 배우는 사람이나 여성들에게 아주 이상적인 동작이다. 이 자세에서는 초보자라도 큰 힘을 내면서 편하게 동작을 수행할 수 있다. 이 방법을 잘 마스터하면 응용 동작으로 넘어가기가 상당히 수월할 것이다.

운동법

- 손을 언더 그립으로(새끼손가락이 서로 마주보도록) 놓고 바를 잡아보자. 양손의 간격은 어깨너비 정도로 벌려야 한다. 다리를 뒤로 들어 종아리와 허벅지가 90도를 이루도록 해보자. 다리는 서로 교차해 오른발로 왼쪽 발목을 민다 **1**.

- 팔을 당겨 몸을 들어 올린다 **2**. 위로 몸을 들었으면 이제 내려놓는다.

강화 테크닉

- 근력과 근육량을 최대한 기르기 위해, 높은 단계에서 1초간 수축 자세를 유지한 다음 천천히 몸을 내려놓는다 **3**. 물론 경기에 참가하거나 기록을 세우기 위한 목적이라면 이 같은 등척성 정지 동작은 역효과를 일으킨다.

- 리피티션을 12회 정도 편하게 실시할 수 있다면 망설이지 말고 무게를 추가해보자.
  이 두 가지 테크닉은 다른 모든 유형의 턱걸이에도 적용될 수 있다.

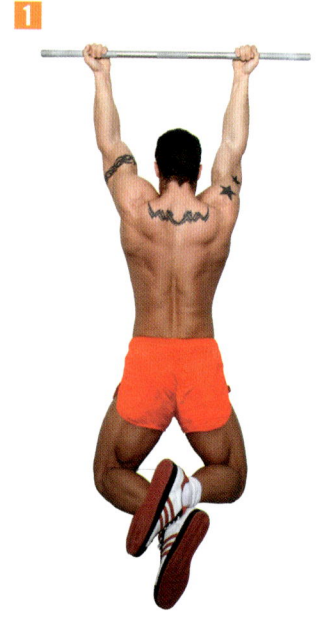
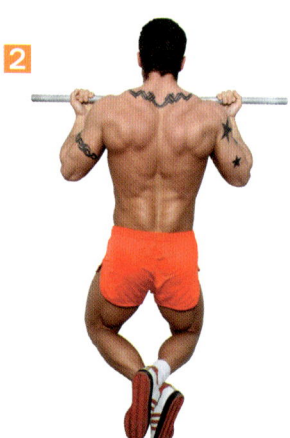
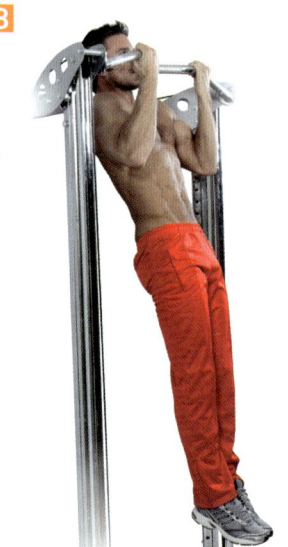

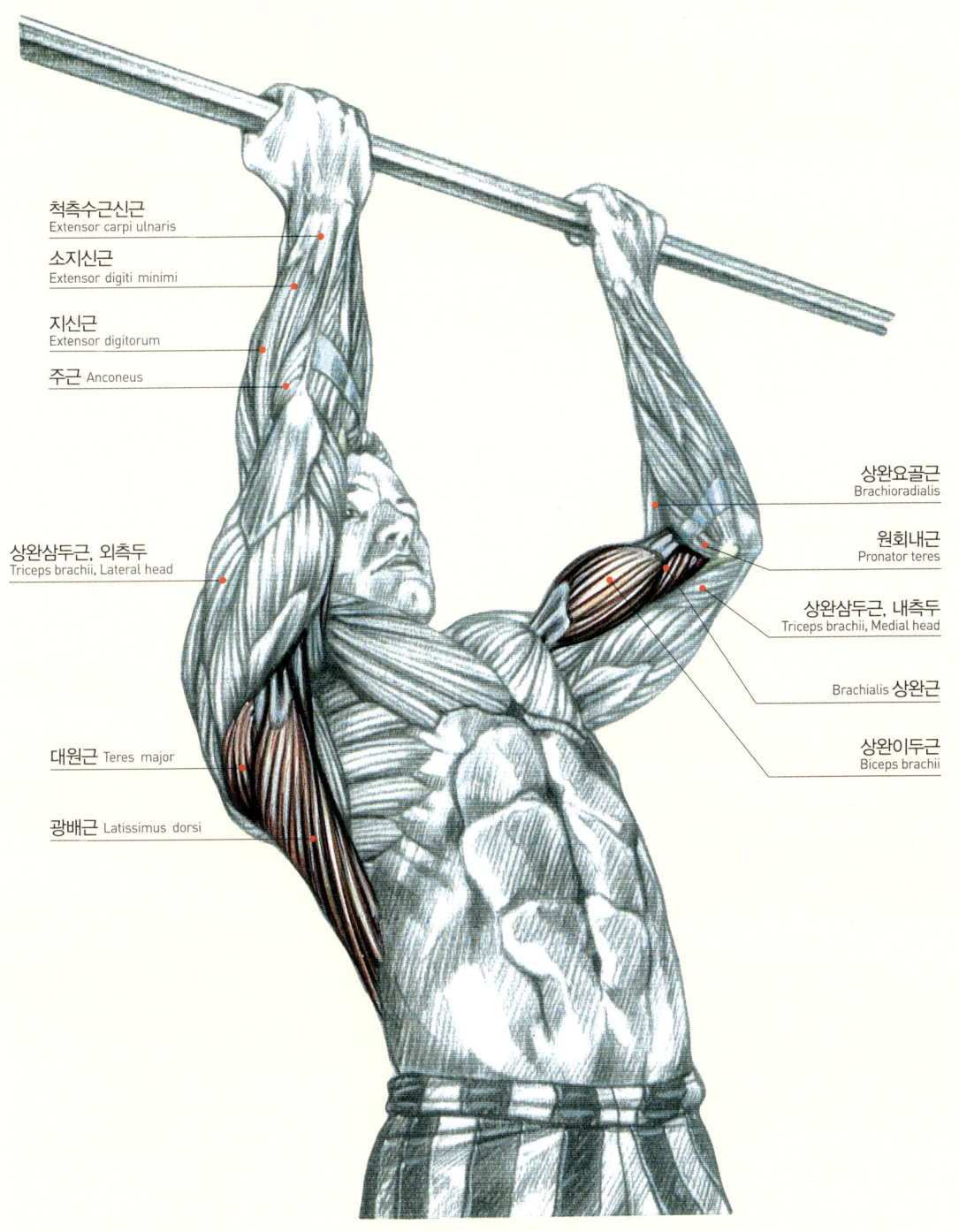

바에 매달렸을 때 몸이 흔들리지 않으려면 어떻게 해야 할까?

바에 매달린 몸이 흔들리지 않으려면 항상 몸이 경직된 상태를 유지해야 한다. 그러기 위해 다음과 같은 방법을 사용해 볼 수 있다.

- 머리를 뒤에 둔다.
- 엉덩이를 꽉 조인다.
- 오른발로 왼쪽 발목을 민다.

이렇게 몸을 경직시키면 턱걸이를 시작할 때 몸이 제멋대로 흔들리는 것을 막을 수 있다.

동작 포인트

신장 자세에서 팔을 완전히 펴지 말고 지속적인 장력을 유지하는 것이 부상을 예방하는 데 좋다(65쪽 참조). 손가락에 힘이 빠져 턱걸이를 중단하는 일이 없으려면 바를 잘 잡아야 한다.

응용 동작

1. 바를 최소한 목울대까지 가져오는 것이 가장 이상적이다.
2. 고급 동작은 바를 가슴 윗부분까지 가져오는 것이다. 이를 위해 상승을 진행하면서 몸을 약간 뒤로 기울여보자.
3. 아주 고급 동작은 바를 가슴 아랫부분까지 가져오는 것이다. 이를 위해 몸을 점차적으로 뒤로 많이 기울여보자. 이 세 가지 동작들의 차이는 동작의 가동범위에 있다. 가동범위가 크면 동작의 난이도는 증가한다.
4. 양손의 간격을 다양하게 바꾸면서 자신에게 가장 적합한 너비를 찾아보자. 손목에 무리가 가지 않는다면 좀 더 좁은 그립을 취할 수도 있다. 좁은 그립에서 손목의 이동성이 떨어진다면 넓은 그립으로 바꿔보자.

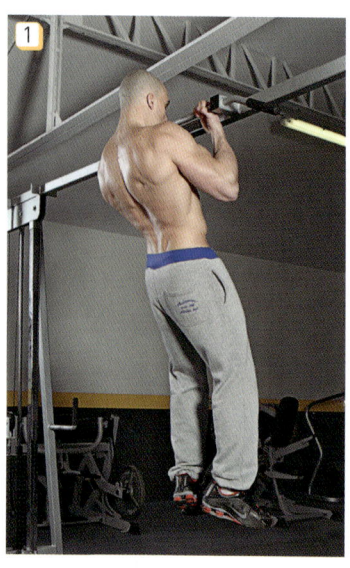

아주 좁은 그립

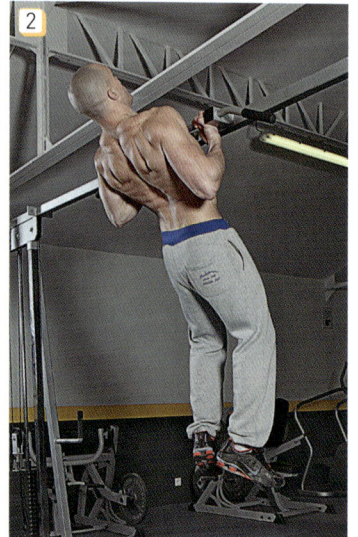
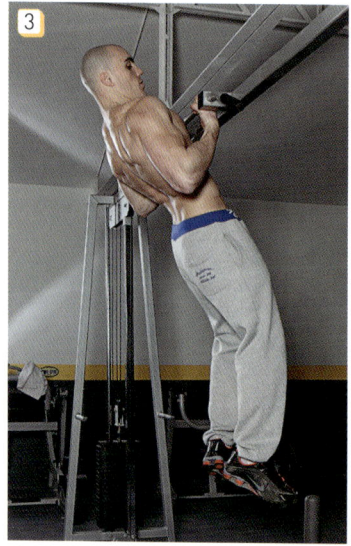
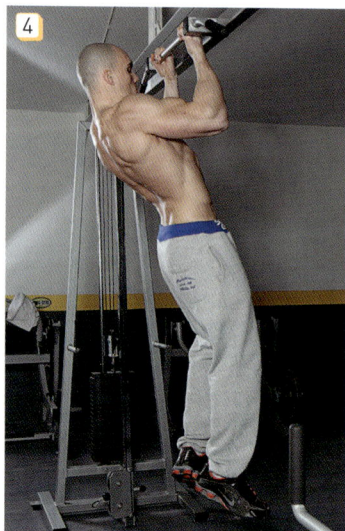

트릭 쓰기

턱걸이를 단 한 번도 수행하지 못하는 사람은 바를 바닥에서 1미터 정도의 높이로 설치해서 발이 바닥에 닿게 해보자. 몸을 바닥과 평행하게 눕히고 발은 충분히 앞으로 뻗어 어깨가 바 밑으로 오게 한 다음 4 몸을 들어보자 5 이렇게 하면 체중을 상당히 덜 수 있어 동작이 수월해진다. 이 동작의 당기는 각도를 보면 턱걸이와 로우가 혼합된 형태라고 할 수 있다.

근육에 미치는 영향

- 좁은 그립을 취할수록 이두근이 더 많이 동원된다.
- 넓은 그립을 취할수록 등 근육이 더 많이 동원된다.
- 상체를 똑바로 세울수록 광배근과 대원근이 더 많이 동원되므로 등을 넓게 만들어준다.
- 상체가 뒤로 기울수록 동작이 로우와 비슷해지면서 승모근 아랫부분과 등의 안쪽이 더 많이 동원된다. 따라서 등을 두껍게 만들어준다.

⚠ 위험 요소

- 언더 그립에서 절대로 팔을 완전히 펴서는 안 된다. 완전히 팔을 편 자세를 취하면 이두근, 특히 이두근 단두와 하부가 약한 상태에 놓이게 돼 외상을 입기 쉽다. 스트레이트 바를 이용할 때 이 같은 위험성은 더욱 증가한다.
- 동작을 폭발적으로 수행할수록 힘줄, 관절, 인대가 위험해진다.
- 팔을 펴는 것은 우람한 근육을 만드는 데 아무런 도움이 되지 않는다. 세트 마지막에 1초간 휴식을 취하면서 근육을 쉬게 한 다음 추가로 리피티션을 몇 번 더 하고 싶다면, 매달려 있지 말고 바닥이나 벤치에 발을 올려놓자. 이 테크닉은 남자답지 않아 보이지만 부상을 예방하는 아주 현명한 방법이다.

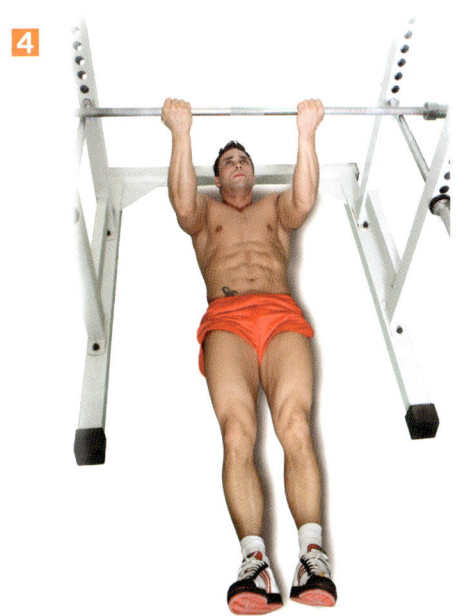
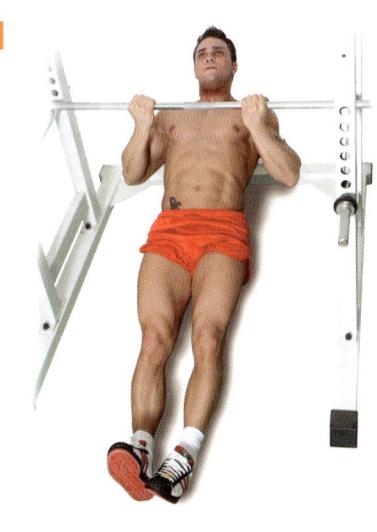

⚠ 손목의 회전 자유도

다른 그립보다 언더 그립에서 부상의 위험은 더욱 커진다. 손목은 일반적으로 밖으로 많이 돌아가게 되어 있지 않기 때문이다. 이 동작을 스트레이트 바를 가지고 수행하는 경우를 자주 볼 수 있는데, 언더 그립 자세로 팔을 위로 뻗으면 손목의 회전도가 극히 제한된다. 이처럼 바를 잡기 위해 관절에 무리를 주면 손목, 전완, 이두근, 어깨에 병리적 증상을 야기할 위험이 있다. 특히 팔이 약간 외반된 사람이나 하이퍼프로네이터(과회내인 사람)인 경우에는 스트레이트 바보다는 이지(EZ) 바를 사용하는 것이 손목을 자연스럽게 회전시킬 수 있어 더 적합하다.

손목의 회전 자유도를 분석하라

요골의 상부는 나선 형태를 띠고 있다(이를 '요골 회내 만곡' 또는 '요골 내전 만곡'이라 부른다). 이러한 형태 때문에 손을 오버 그립으로 놓을 때 요골과 척골이 잘 겹쳐지게 된다.

요골의 곡률은 사람마다 다르기 때문에 손목의 가동범위에 아주 중요한 차이가 생긴다. 손을 돌리려 해도 손이 180도로 회전하지 못하는 사람이 있다. 즉 회전 자유도를 감소시키는 역학적 제약이 존재하는 것이다. 이러한 제약은 팔의 자세에 따라 다르게 나타난다. 팔을 몸 옆으로 폈을 때(컬의 시작 자세에서) 이두근은 신장되는데, 이는 외전을 방해한다. 팔을 뻗어 머리 위로 들었을 때(패러럴 그립으로 수행하는 턱걸이 시작 자세에서) 이두근 단두건의 상부는 대흉근과 부딪치는데, 이 또한 외전을 더욱 방해한다. 근육이 클수록 손목의 가동범위는 줄어든다. 이론상으로 180도를 기준으로 손목의 평균 회전도를 비교하면 다음과 같다.

- 팔을 몸 옆으로 폈을 때 100도 **1**
- 팔을 90도로 접었을 때 150도 **2**
- 팔을 위로 뻗었을 때 90도 **3**

이 평균 회전도를 기준으로 다음과 같이 두 부류로 사람을 구분할 수 있다.

- **하이퍼수피네이터**(과회외인 사람)

요골의 곡률이 크지 않으면 언더 그립에서 엄지손가락을 뒤로 완전히 돌릴 수가 있다 **4**. 반면 하이퍼수피네이터는 오버 그립에서 엄지손가락을 뒤로 돌리기가 더 어렵다 **6**. 즉 오버 그립에서 가동범위가 감소하는 것이다.

- **하이퍼프로네이터**(과회내인 사람)

요골의 곡률이 크면 언더 그립에서 엄지손가락을 뒤로 완전히 돌릴 수가 없다 **5**. 반면 하이퍼프로네이터는 오버 그립에서 엄지손가락을 뒤로 편하게 돌릴 수 있다 **7**. 즉 언더 그립에서 가동범위가 감소하는 것이다.

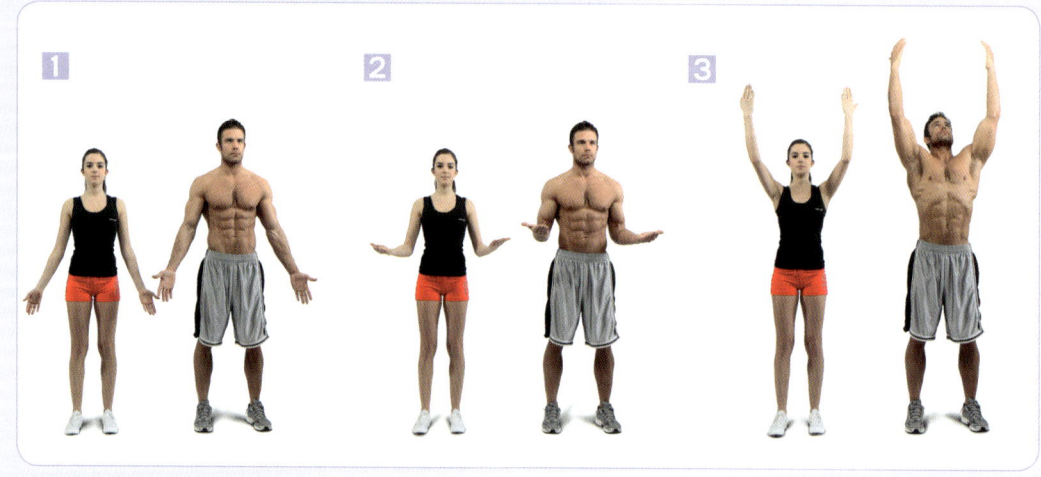

⚠ 주의

팔꿈치의 다양한 확장도

팔을 펴는 능력은 개인마다 차이가 있다.
- 어떤 사람은 아무리 노력해도 팔을 완전히 펼 수 없는데, 이는 주두와 요골의 돌기에 있는 뼈 구조가 확장을 제한하기 때문이다. 이런 사람은 일반적으로 이두근이 짧아서 동작의 가동범위도 당연히 작다.
- 반대로 팔꿈치의 확장도가 큰 사람은 일반적으로 이두근이 길다.

선천적으로 팔을 펼 수 있는 확장도가 크지 않다면, 골격에 무리를 주지 않기 위해서 팔을 완전히 펴서는 안 된다. 하지만 동작의 가동범위가 작은 선수도, 팔을 자연스럽게 펼 수 있는 사람들처럼 해부학적으로 완전한 턱걸이를 수행한다.

한편 어깨가 좁은 선수는 쇄골이 넓은 선수에 비해 팔을 뒤로 뻗기가 어렵다. 이 경우 몸을 완전히 수직으로 유지하려는 것은 상완골을 견봉에 붙게 만들어 병리적 증상(부상)을 유발할 수 있다. 즉 상체를 뒤로 약간 기울여야 하는 것이다.

팔을 펴기 어려운데 시합에 참가하기를 원한다면 세트의 마지막에서만 팔을 펴고 수행을 하면서 테크닉을 마스터해 보자. 반대로 다른 세트들은 팔을 절반만 펴고 수행하면서 외상을 최소화해야 한다.

트릭 쓰기

자신의 팔이 안전히 펼 수 없는 것처럼 보인다면 최대한 긴 소매의 티셔츠를 입고 팔을 가려보자.

팔의 다양한 확장도

4 5

6 7

A 뼈의 형태로 인해 장애가 생긴 팔꿈치
B 팔꿈치의 전반(前反)(팔꿈치가 지나치게 뒤로 꺾여 있는 상태), 남성보다는 여성에게 더 자주 나타난다.

초보자를 위한 턱걸이 동작

2 좁은 뉴트럴 그립으로 수행하는 턱걸이

이 복합운동의 목표는 등 근육, 상완근, 상완요골근, 이두근, 전완을 단련하는 것이다.

초보자가 선택할 수 있는 동작으로, 좁은 언더 그립으로 수행하는 턱걸이보다 더 큰 힘을 낼 수 있다. 여기서 문제는 멀티 그립 바나 뒷부분에서 소개하는 두 개의 바를 사용하지 않고 스트레이트 바만을 사용한다면 패러럴 그립을 취할 수 없다는 것이다(80쪽의 코만도 풀업은 제외).

운동법

- 손을 뉴트럴 그립으로(엄지손가락이 상체를 향하도록) 놓고 더블 바를 잡아보자. 양손의 간격은 쇄골 너비에 3분의 1 정도로 좁게 벌려야 한다.

- 다리를 서로 교차해 뒤로 들어보자 **1**. 그리고 팔을 당겨 몸을 들어 올린다 **2**.

- 위로 몸을 들었으면 **3**. 팔의 장력을 절반 정도로 유지하며 밑으로 내려놓는다.

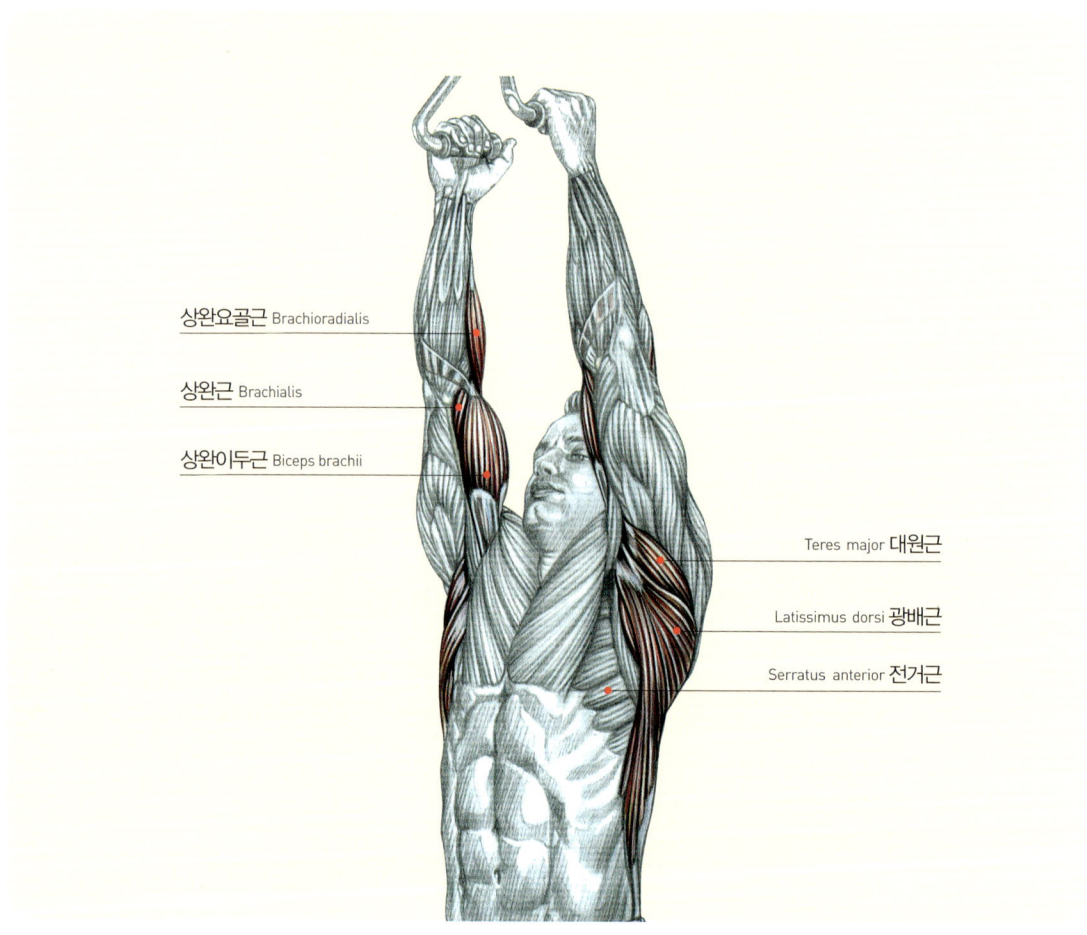

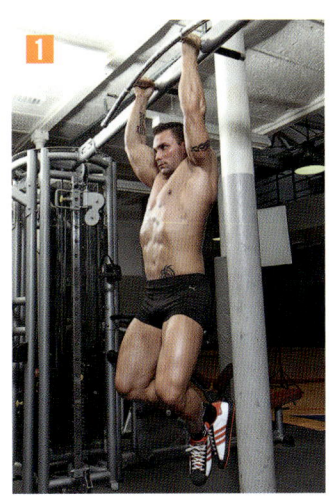 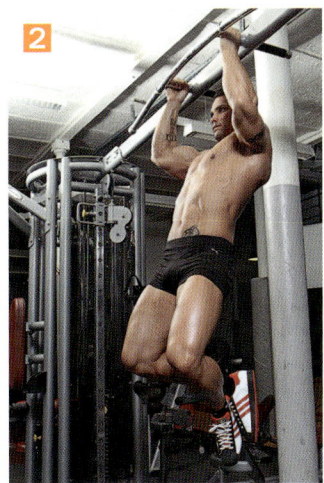 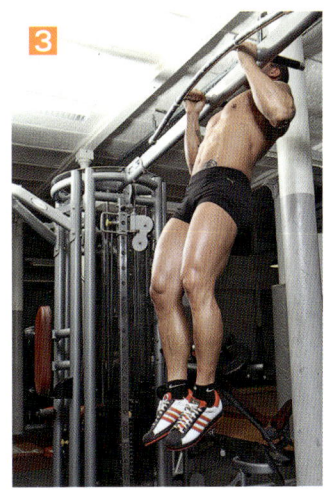

트릭 쓰기

바를 한 개가 아니라 두 개를 구입하면 뉴트럴 그립으로 턱걸이를 수행할 수 있다. 복도에 두 개의 바를 같은 높이에 설치하기만 하면 된다. 두 바의 간격은 자신의 취향에 따라 더 좁게 또는 더 넓게 조절할 수 있다.

더블 바의 또 하나 이점은 한 개의 바에 실리는 하중이 절반으로 분산되므로, 로 허용된 중량을 초과하지 않고 하중을 실을 수 있다는 것이다.

근육에 미치는 영향

- 이두근이 운동에 개입하지 못하더라도 그립 방법을 바꾸면 팔의 힘을 최대한 끌어낼 수 있다.
- 좁은 그립을 취할수록 등 근육이 더 많이 신장되지만 수축 단계의 가동범위가 줄어든다. 반면 넓은 그립을 취할수록 등 근육이 많이 신장되지 못하지만 수축 단계의 가동범위는 커진다.
- 간격이 좁으면(바와 바 사이가 20cm) 팔이 더 많이 동원되며 **4** 간격이 넓으면(어깨너비만큼) 등을 집중적으로 공략할 수 있다.

응용 동작

1. 바를 최소한 턱 높이까지 가져와야 한다.
2. 고급 동작은 손이 가슴 윗부분에 닿게 하는 것이다.
3. 아주 고급 동작은 손이 가슴 아랫부분에 닿게 하는 것이다.

⚠ 위험 요소

언더 그립보다 뉴트럴 그립에서 팔을 완전히 폈을 때 이두근의 부상 위험은 확실히 감소한다. 뉴트럴 그립에서는 어깨 부상의 위험도 줄어들지만 폭발적인 방식으로 운동할 때는 여전히 위험하다.

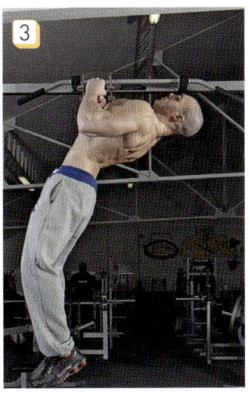 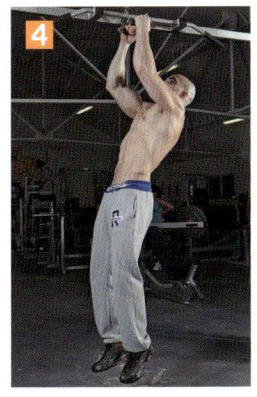

초보자를 위한 턱걸이 동작
3 좁은 오버 그립으로 수행하는 턱걸이

이 복합운동의 목표는 등 근육, 상완근, 상완요골근, 이두근, 전완을 단련하는 것이다.
언더 그립이나 뉴트럴 그립으로 수행하는 턱걸이보다 훨씬 더 어려운 동작이다. 따라서 초보자에게는 추천하지 않는다. 반면 이 유형의 턱걸이는 미군의 체력 검정과 같은 수많은 테스트에서 활용된다. 또한 머슬업을 준비하는 데 아주 유용한 동작이기도 하다.

운동법

- 손을 오버 그립으로(엄지손가락이 서로 마주보도록) 놓고 바를 잡아보자. 양손의 간격은 어깨너비 정도로 벌려야 한다 **1**.
- 다리를 서로 교차해 뒤로 들어보자. 그리고 팔을 당겨 몸을 들어 올린다.
- 위로 몸을 들었으면, 이제 팔의 장력을 절반 정도로 유지하며 밑으로 내려놓는다.

⚠ 위험 요소

어깨를 보호하기 위해서는 동작의 낮은 단계에서 팔을 완전히 펴서는 안 된다. 다음번 리피티션을 수월하게 시작할 목적으로 튀어 오르는 동작을 수행할 때에는 특히 주의해야 한다. 대신 팔의 장력을 절반 정도로 유지하는 것이 좋다 **2**.

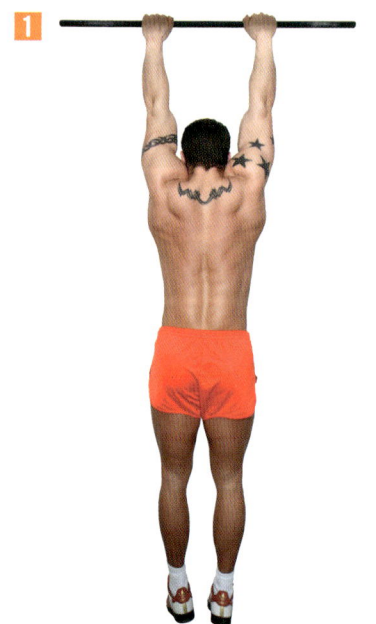
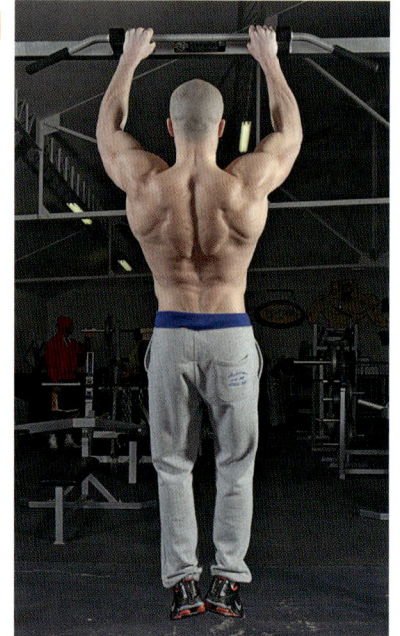

응용 동작

1. 바를 최소한 턱 높이까지 가져와야 한다.
2. 고급 동작은 바를 목울대까지 가져오는 것이다.
3. 아주 고급 동작은 바를 가슴 아랫부분 또는 배 부분까지 가져오는 것이다. 이를 위해 몸을 아주 뒤로 기울여보자. 물론 여기서 목표는 머슬업을 준비하는 것이다(86쪽, '고급자를 위한 턱걸이 동작' 참조). 강하게 끌어당기는 힘을 이용해 몸을 위로 솟구치게 하면, 몸에 축적된 관성으로 인해 머슬업에서 당겼다가 밀어 올리는 전환 단계가 무척 수월해진다.
4. 양손의 간격을 다양하게 바꾸면서 자신에게 가장 적합한 너비를 찾아보자.

근육에 미치는 영향

이 자세는 뉴트럴 그립이나 언더 그립보다 팔의 힘이 확실히 줄어든다. 그 이유는 이두근이 잘 동원되지 않기 때문이다. 그 대신 상완요골근이 굉장히 많이 동원된다.

- 좁은 그립을 취할수록 동작이 더 어려워진다. 배근보다 상완요골근에 힘이 실리기 때문이다.
- 팔꿈치를 가능한 한 상체와 나란히 놓고 동작의 높은 단계에서만 팔을 접으면 특히 상완근과 상완요골근이 강력하게 동원될 것이다.

동작 포인트

양손의 간격이 같다고 할 때 턱걸이의 가동범위는 오버 그립이 언더 그립보다 약 10% 커진다. 일반적으로 언더 그립보다 오버 그립에서 더 좁게 잡기 때문에 이러한 제약은 극대화된다. 즉 턱걸이는 더 어려워지고 가동범위는 더 커지는 두 가지 문제에 직면하게 된다.

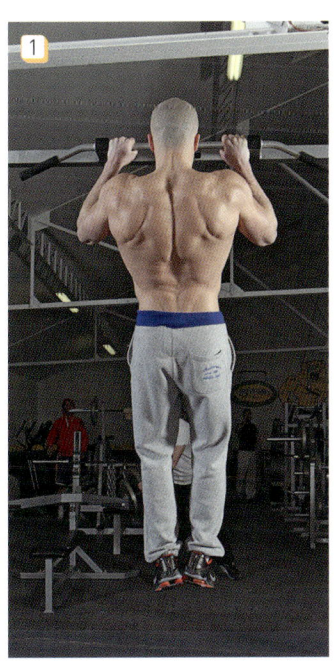
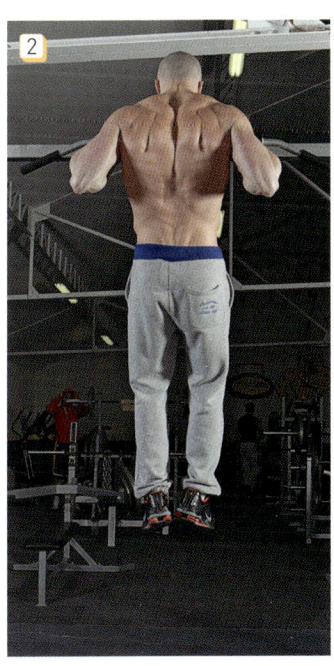
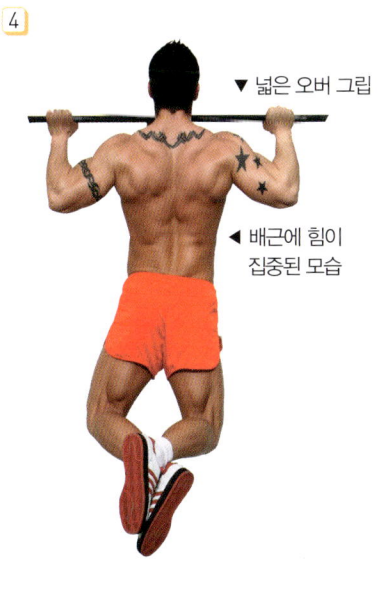

초보자를 위한 턱걸이 동작

4 넓은 오버 그립으로 수행하는 턱걸이

이 복합운동의 목표는 등 근육, 상완근, 상완요골근, 이두근, 삼두근의 일부, 전완을 단련하는 것이다. 언더 그립이나 뉴트럴 그립으로 수행하는 턱걸이보다 훨씬 더 어려운 동작이다. 따라서 초보자에게는 추천하지 않는다.

운동법

- 손을 오버 그립으로(엄지손가락이 서로 마주보도록) 놓고 바를 잡아보자. 양손의 간격은 어깨너비보다 최소 1.5배 정도 넓게 벌려야 한다. 다리는 서로 교차해 뒤로 들어보자 **1**

- 팔을 당겨 몸을 들어 올린다 **2**. 위로 몸을 들었으면, 이제 밑으로 내려놓는다. 낮은 단계에서 완전히 팔을 펴지 말고 지속적인 장력을 유지하는 것이 좋다 **3**.

⚠ 위험 요소

특히 아주 넓은 그립에서 팔을 완전히 펴서는 안 된다. 팔을 완전히 편 자세를 취하면 어깨가 약한 상태에 놓이게 돼 외상을 입기 쉽다. 리피티션을 두 차례 수행하는 사이에 휴식을 취하기 위해 팔을 쭉 폈다면, 동작을 다시 시작할 때 갑작스럽게 몸을 움직여서는 안 된다. 그 이유는 어깨 인대가 불안정한 상태에 놓이기 때문이다. 가장 이상적인 턱걸이 방법은 동작의 신장 단계에서 항상 지속적인 장력을 유지하는 것이다.

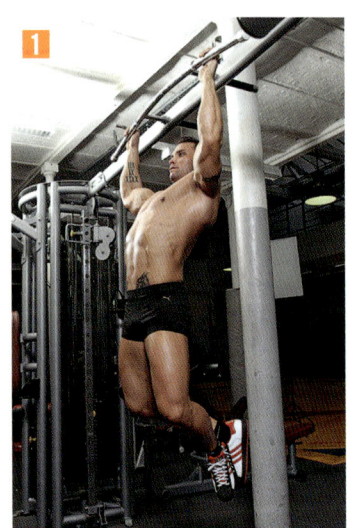
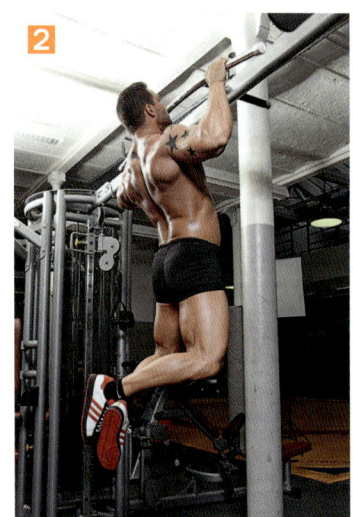
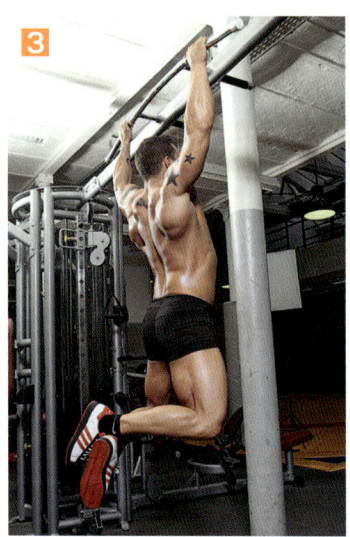

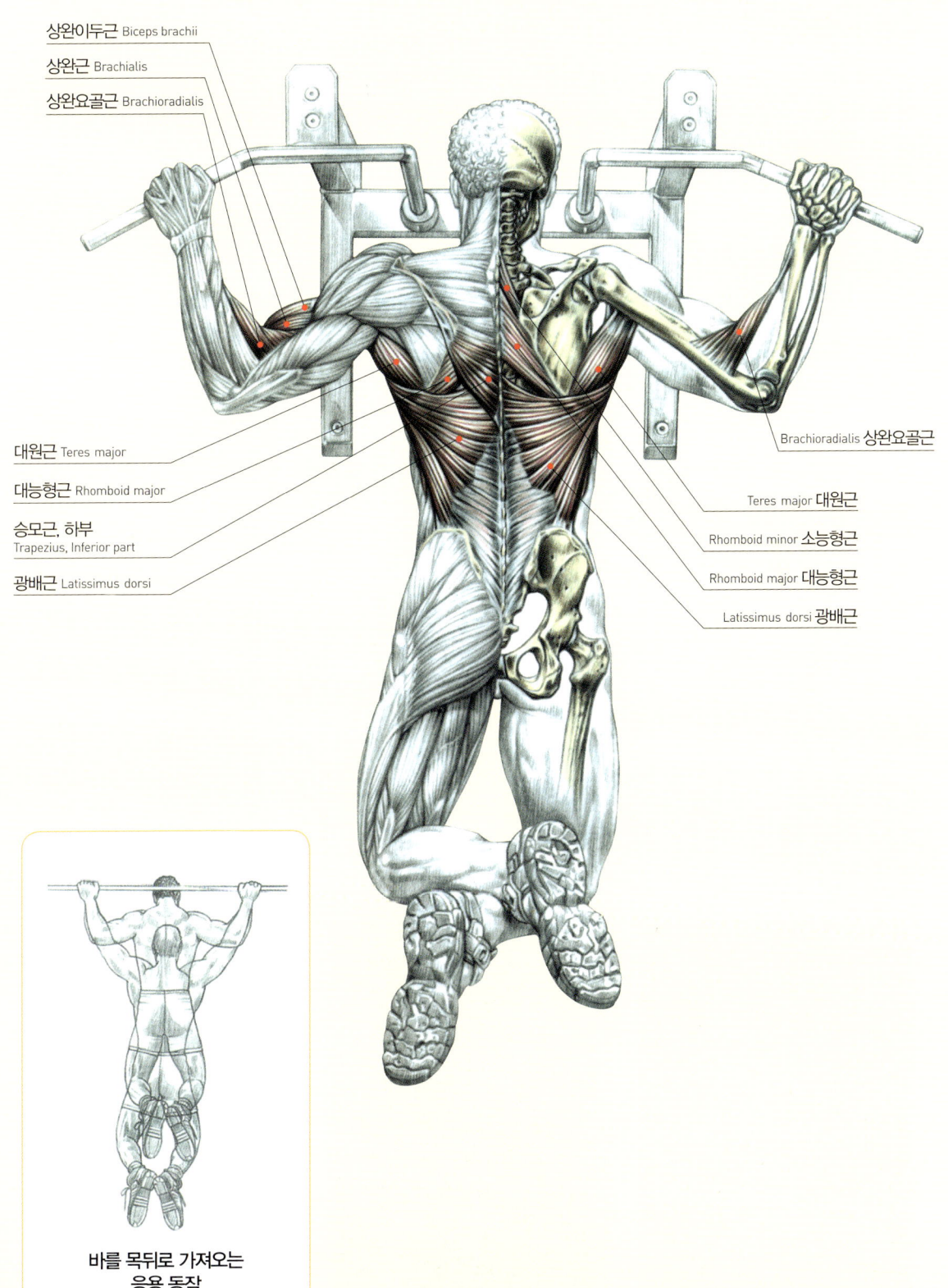

바를 목뒤로 가져오는
응용 동작

동작 포인트

- 패러럴 바를 이용하면 뉴트럴 그립에서 간격을 넓게 벌릴 수 있다. 이 바가 없는 경우, 바를 두 개 구입하면 패러럴 그립으로 넓은 간격의 턱걸이를 수행할 수 있다. 복도에 두 개의 바를 같은 높이에 설치해보자. 두 바의 간격은 어깨너비보다 약 1.5배 넓게 벌려야 한다. 이렇게 하면 바에 몸이 걸리지 않고 아주 꼿꼿한 자세로 턱걸이를 수행할 수 있다.
- 양끝이 밑으로 약간 휘어 있는 등 운동용 바가 있다. 이 기구를 사용하면 손목을 편하게 움직일 수 있다 **4**. 하지만 이 경우 그립 너비가 바에 의해 제한된다는 단점이 있다.

근육에 미치는 영향

넓은 그립에서는 팔보다 등 근육이 더 많이 동원된다. 즉 이 동작은 광배근의 근력과 근육량을 키우기 위한 것이다.

응용 동작

1. 운동을 시작할 때 이마를 바 높이까지 끌어당겨 보자.
2. 힘이 남는다면, 머리를 뒤로 기울인 채 턱을 바까지 들어 올려보자.
3. 힘이 아직도 많이 남았다면, 머리는 뒤로 기울인 채 목까지 끌어올려보자.
4. 양손의 간격을 다양하게 바꾸면서 자신에게 가장 적합한 너비를 찾아보자. 좁은 그립을 취할수록 바에 도달하기까지의 가동범위가 커진다. 반대로 넓은 그립을 취할수록 동작의 가동범위는 줄어든다.

⚠️ 언더 그립으로 바를 목뒤로 가져가서는 안 된다. 이 동작은 아주 부자연스러울 뿐만 아니라 관절에 극심한 외상을 유발할 가능성도 있다.

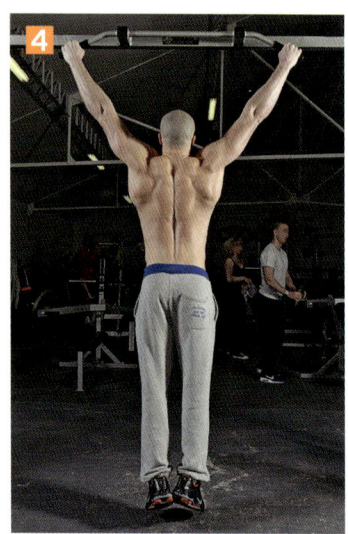
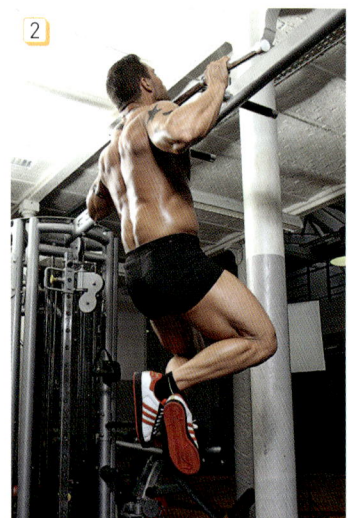
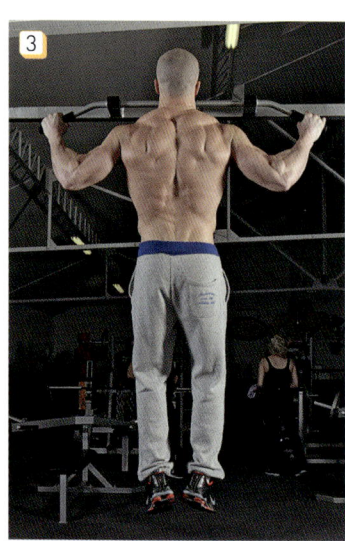

목 앞이나 뒤로 하는 턱걸이

넓은 오버 그립에서는 바를 목 앞이나 뒤로 가져올 수 있다. 목뒤로 가져오는 방법은 수행하기가 매우 어렵고 어깨 관절에 외상을 유발할 수도 있다.

목뒤로 하는 턱걸이는 광배근보다 승모근 중부와 하부를 더 많이 동원한다. 이러한 근육 동원의 차이 때문에 머리 앞보다 목뒤로 할 때 힘을 많이 내지 못한다.

팔을 몸 옆에 붙이며 바를 목뒤로 가져오는 응용 동작

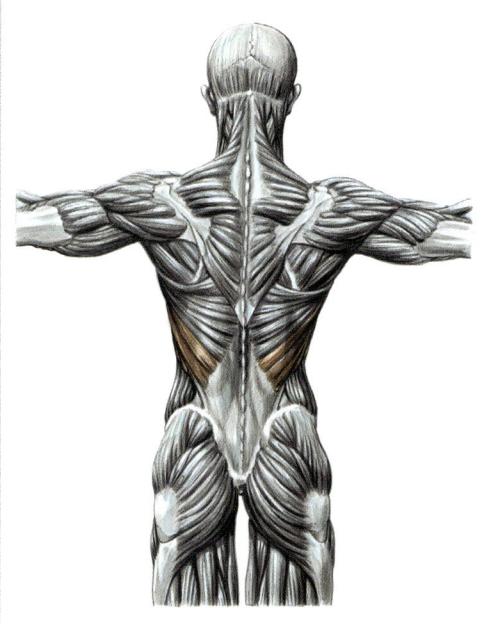

팔꿈치를 몸 옆으로 가져오면 주로 광배근의 외부 섬유를 동원하므로 등을 넓게 만들어준다.

팔꿈치를 뒤로 빼며 바를 가슴으로 가져오는 응용 동작

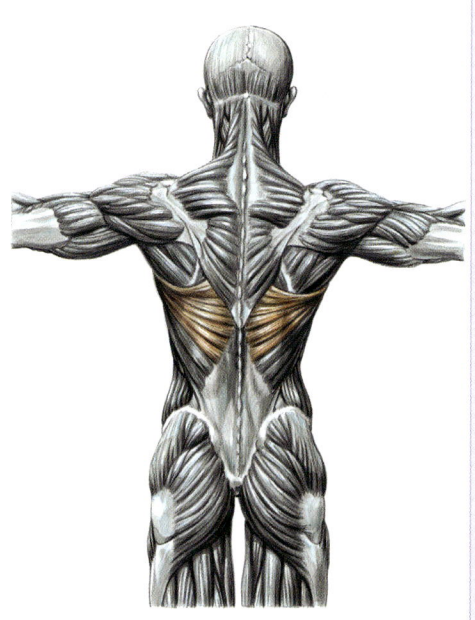

팔꿈치를 뒤로 빼고 바를 턱까지 가져오면 주로 광배근의 상부와 중부 섬유를 동원한다. 이 응용 동작은 등을 두껍게 만드는 데 대단히 유용하다.

운동 목적에 맞는 최적의 가동범위는?

이미 살펴본 바와 같이, 여러 유형의 턱걸이에서 선택할 수 있는 가동범위는 매우 다양하다. 운동 초반에 가동범위는 자신이 낼 수 있는 힘에 좌우된다. 처음에는 아주 작은 가동범위를 선택하고 점차 큰 가동범위로 조정하는 것이 일반적인 방법이다. 그렇다면 힘이 어느 정도 수준에 올랐을 때 가동범위를 선택하는 현명한 방법은 무엇일까?

다양한 가동범위의 이점

부분 가동범위의 이점

- 리피티션의 측면에서든 하중의 측면에서든 최적의 동작수행을 가능하게 해준다.
- 극단적인 신장을 피함으로써 부상의 위험을 감소시킨다.

하지만 부분 가동범위는 어깨 뒷부분이나 승모근 하부와 같은 작은 근육들을 많이 공략하지는 못한다.

완전 가동범위의 이점

- 보다 완전한 근육 동원이 가능하다. 즉 부분 가동범위로는 공략하지 못했던 작은 근육들(예를 들어, 어깨 뒷부분, 승모근 중부)을 더 많이 동원한다.
- 수행하기가 훨씬 더 어렵기 때문에 일반인들보다는 선수들에게 적합한 방식이다. 부분 가동범위는 누구나 수행할 수 있지만 완전 가동범위는 수준 높은 소수를 위한 것이다.

하지만 완전 가동범위에서는 부상의 위험성이 증가하기 때문에 동작 수행 시 무게를 가볍게 해야 한다.

동작의 가동범위는 자신의 목적에 맞게 조정해야 한다

대회나 기록 달성을 위해

연습 시 가동범위는 대회에서 요구하는 기준에 맞아야 한다. 그러나 관절을 보호하기 위해서 몇 세트는 가동범위를 약간 줄일 수도 있다. 예를 들어 세트를 진행하면서 하중을 실으려면 가동범위를 점차 줄여야 한다.

우람하고 강력한 근육을 만들기 위해

턱걸이에서 가능한 한 지속적으로 장력을 유지할 필요가 있다. 이러면 동작의 가동범위가 경기를 목적으로 한 경우보다 줄어든다. 팔을 쭉 편 상태로 몸을 완전히 내려서는 안 된다. 가장 높은 위치는 아니더라도 몸을 가능한 한 높이 유지하도록 노력해보자. 세트를 진행하면서 하중을 실으려면 수축 자세를 약간 줄일 수도 있다.

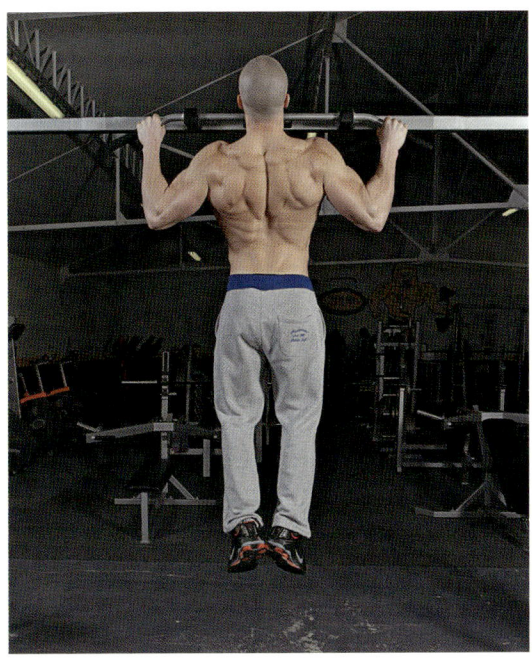

턱까지 들어올린다.

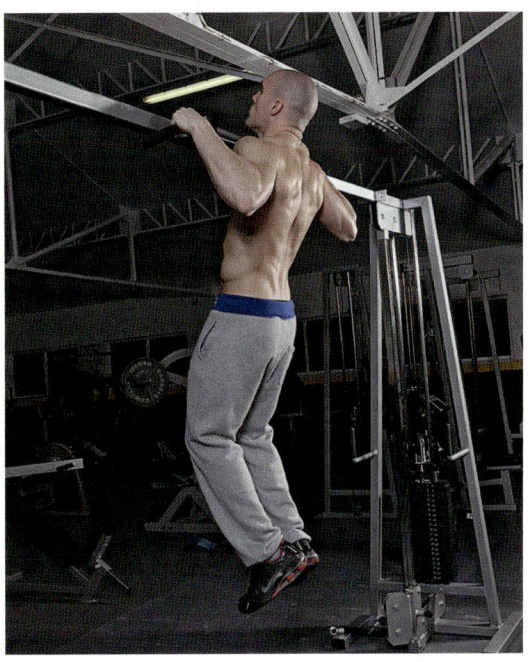

어깨까지 들어올린다.

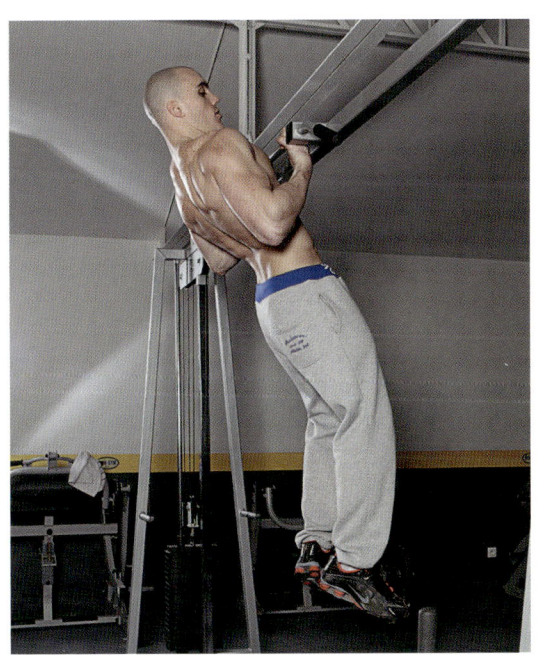

가슴 윗부분까지 들어올린다.

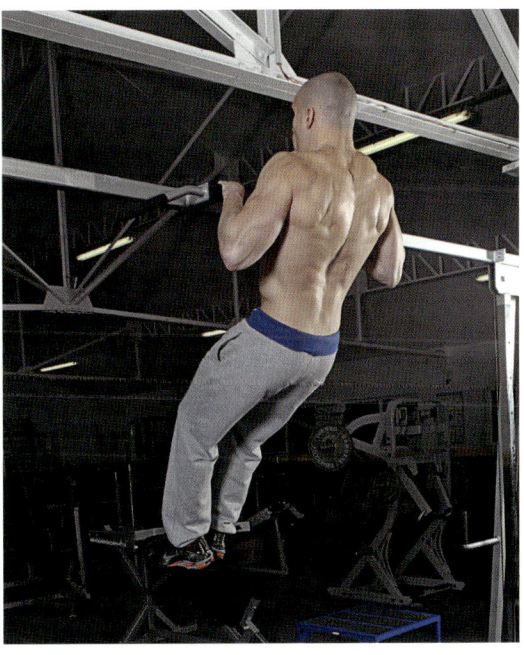

가슴 아랫부분까지 들어올린다.

02 턱걸이 상급자를 위한 동작

상급자를 위한 턱걸이 동작
1 로프나 수건을 이용한 턱걸이

이 복합운동의 목표는 특히 전완과 상완, 그리고 등 근육을 단련하는 것이다. 이 동작은 그립을 강화하고 전완을 발달시키고자 하는 사람에게 유용하다.

운동법

- 수건을 바에 두르고 양손으로 잡아보자. 이때 손은 뉴트럴 그립으로(엄지손가락이 상체를 향하도록) 놓는다. 오른손을 더 높이 둘 수도 있고 **1** 왼손을 더 높이 둘 수도 있다. 자신에게 편안한 자세를 취하면 된다. 다리는 서로 교차해 뒤로 들고 실시하는 게 좋다.

- 마치 로프를 당기는 것처럼 팔의 힘으로 몸을 들어 올린다 **2**. 위로 몸을 들었으면, 이제 팔의 장력을 절반 정도로 유지하며 밑으로 내려놓는다.

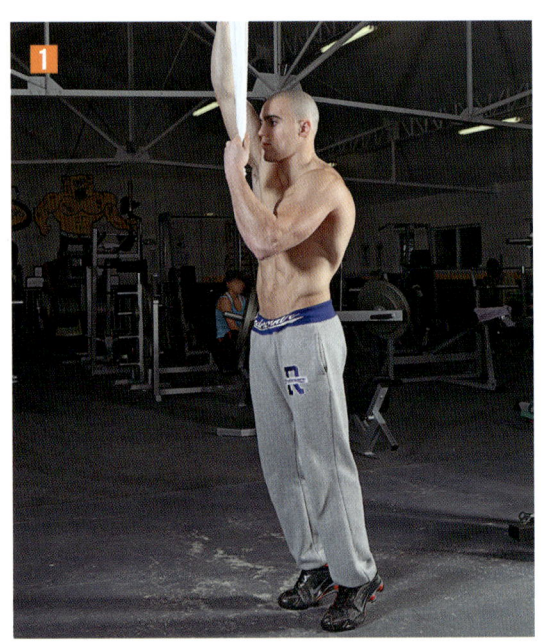

근육에 미치는 영향

다른 종류의 턱걸이보다 전완의 역할이 중요하다.

⚠ **위험 요소**

피로감 때문에 손의 그립이 갑자기 풀리지 않도록 주의한다.

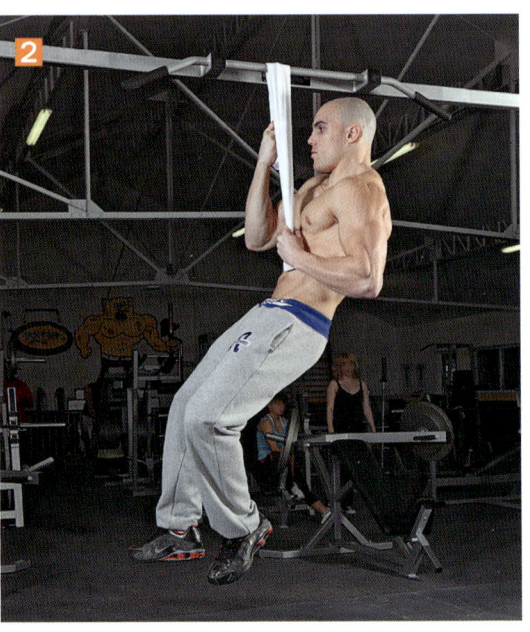

응용 동작

1. 수건 대신에 굵은 로프를 사용해보자. 운동 초반에 로프 끝에 매듭을 지어놓으면 미끄러지지 않고 동작을 수행할 수 있다. 이 용도로 특별히 고안된 장비도 있다(하단 사진 참조). 나중에 매듭을 풀면 자신의 악력을 더 많이 동원할 수 있다.

2. 한 손으로만 훈련을 하면 손아귀 힘을 더 많이 동원할 수 있다.

3. 수건이나 로프 (한 개가 아니라) 두 개를 양손에 하나씩 사용해보자. 손아귀 힘을 동원하기는 더 어려워지지만 양손의 간격을 다양하게 조절할 수 있다.

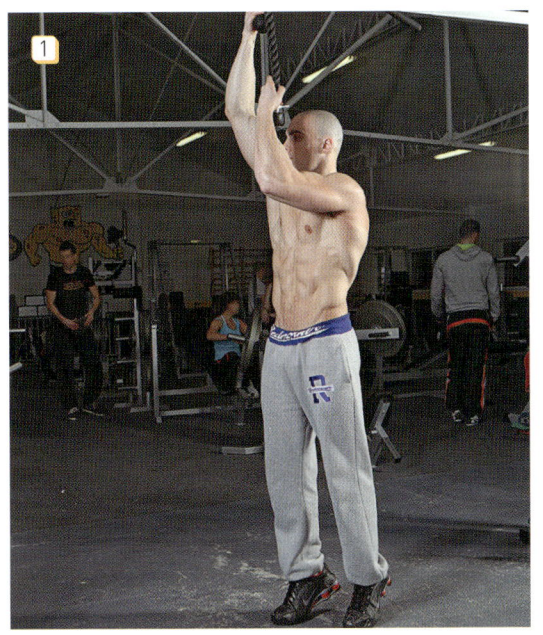

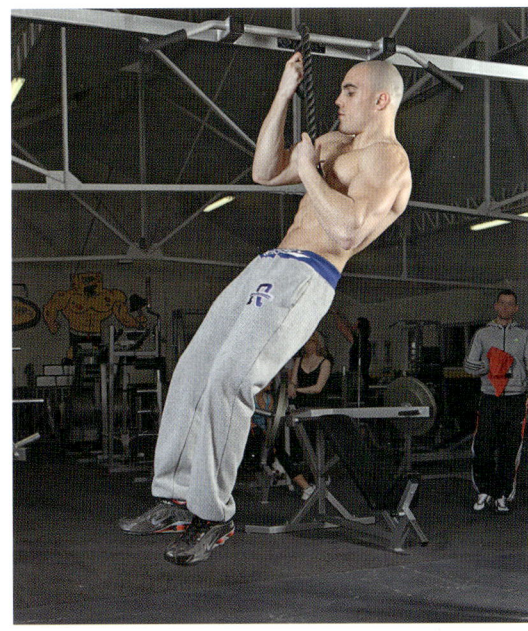

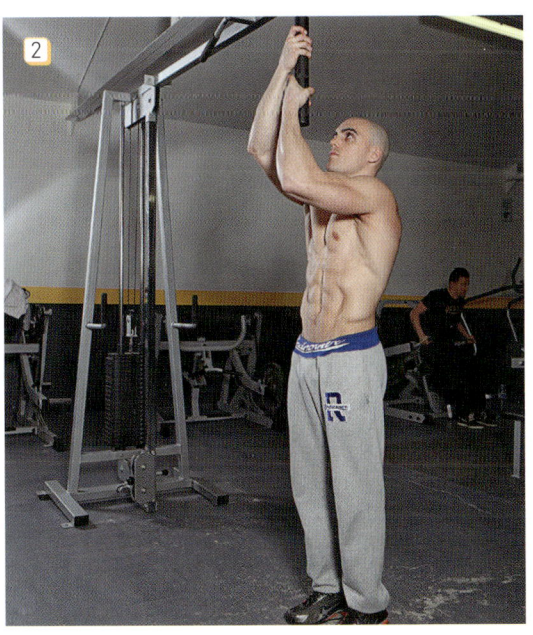

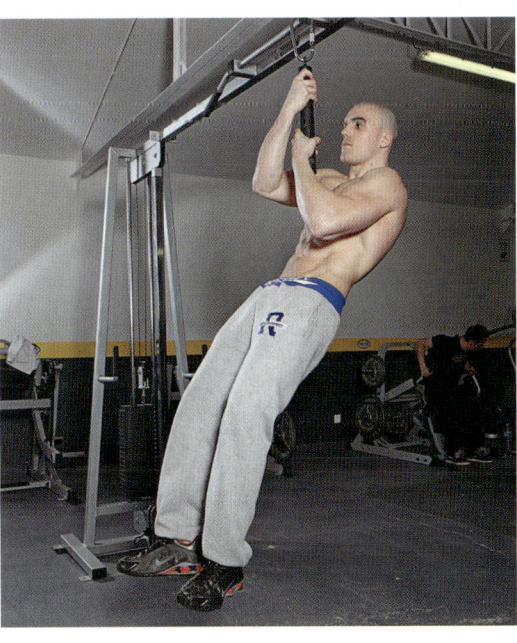

상급자를 위한 턱걸이 동작
2 코만도 풀업

이 복합운동의 목표는 상완근, 상완요골근, 등 근육, 이두근, 전완을 단련하는 것이다. 이 동작은 스트레이트 바 한 개 만을 사용하여 뉴트럴 그립으로 운동하고자 하는 사람에게 유용하다.

운동법

- 손을 뉴트럴 그립으로(엄지손가락이 상체를 향하도록) 놓고 바를 잡아보자. 이때 양손은 앞뒤로 두고 간격을 최대한 좁혀서 잡는다 **1**. 다리는 서로 교차해 뒤로 들어보자.

- 팔을 당겨 몸을 들어 올린다. 머리를 한번은 바의 오른쪽으로, 다음번은 왼쪽으로 지나가게 한다 **2**. 위로 몸을 들었으면, 이제 팔의 장력을 절반 정도로 유지하며 밑으로 내려놓는다.

근육에 미치는 영향

등 근육보다 팔 근육이 더 많이 동원된다.

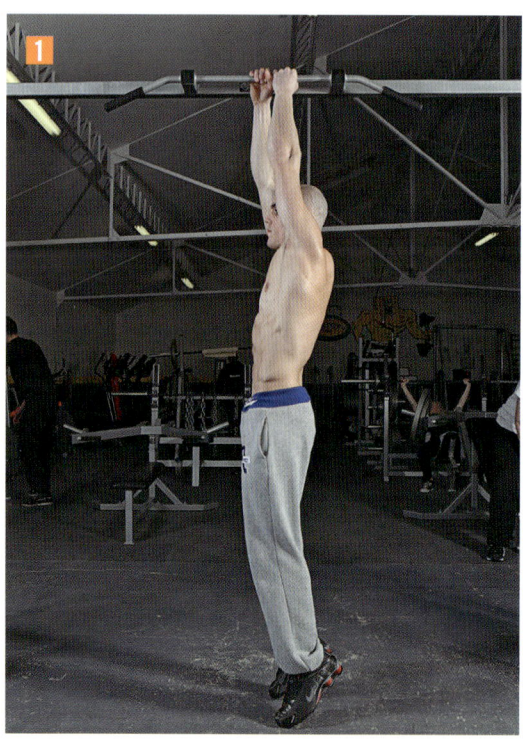
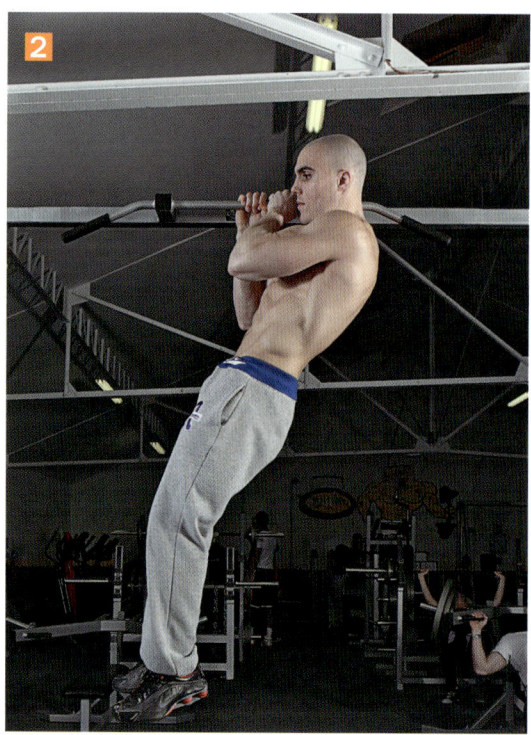

> **응용 동작**

1. 몸을 완전히 밑으로 내려놓지 말고, 머리가 지나갈 만큼만 팔을 펴면서 높은 단계에서 동작을 계속할 수도 있다. 이렇게 머리를 좌우로 움직이면 등척성-동심성 수축이 복합적으로 일어난다.

2. 머리를 좌우로 번갈아 드는 대신 세트 전체를 오른쪽 방향으로만 수행할 수 있다. 그다음 세트는 왼쪽 방향으로만 수행해보자.

3. 양손의 간격을 넓히면 머리와 가까운 팔 근육에 더 많은 장력이 발생한다. 이렇게 연습하면 한 팔로도 수월하게 턱걸이를 수행할 수 있다.

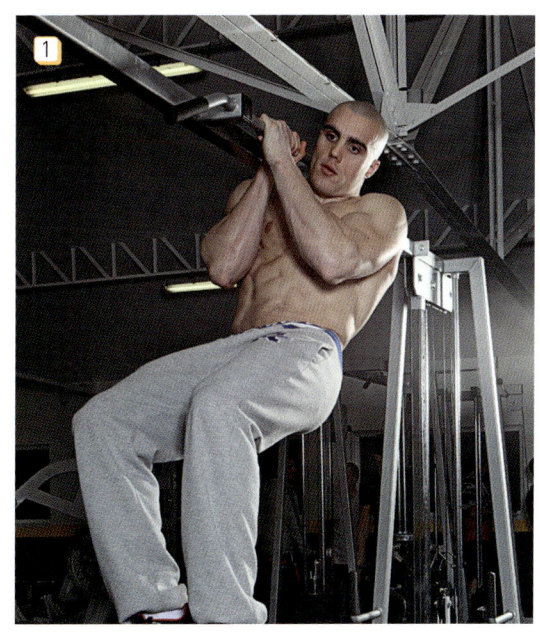

> ⚠ **위험 요소**

팔과 머리를 드는 타이밍을 잘못 맞추면 머리가 바에 부딪칠 수 있으니 주의한다.

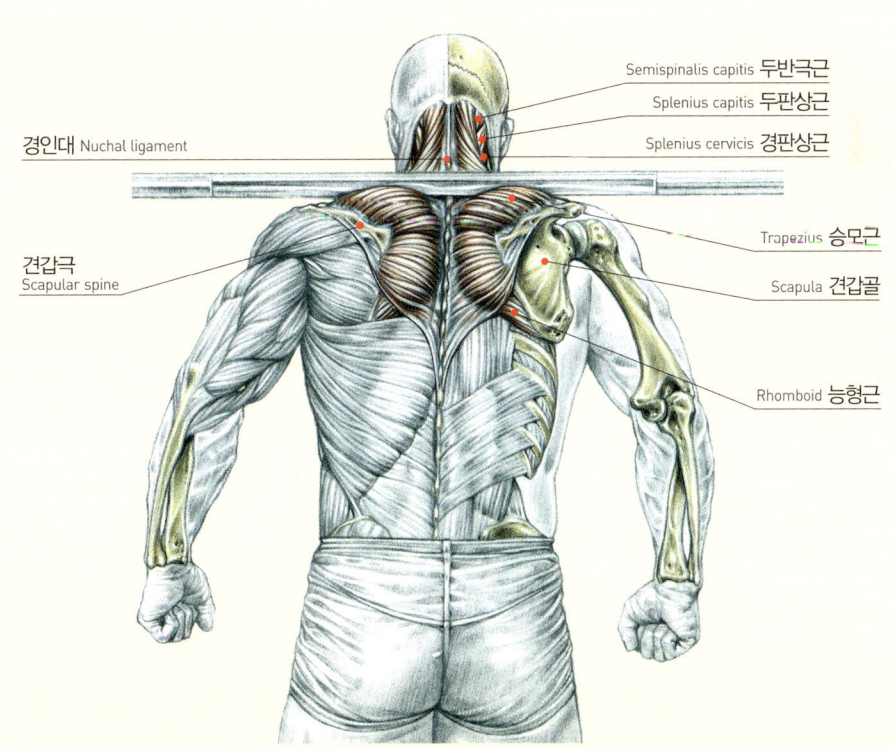

상급자를 위한 턱걸이 동작

3. 넓은 그립으로 수행하는 크로스오버 풀업

이 복합운동의 목표는 주로 팔 근육, 그리고 등 근육을 단련하는 것이다. 보기보다 수행하기 쉽지 않은 동작이다. 넓은 그립으로 수행하는 턱걸이가 너무 쉽게 느껴진다면 이 동작을 시도해보자.

운동법

- 손을 오버 그립으로(엄지손가락이 서로 마주보도록) 놓고 바를 잡아보자. 양손의 간격은 어깨너비보다 약 1.5배 넓게 벌려야 한다. 다리는 서로 교차해 뒤로 들고 실시하는 게 좋다 **1**.

- 주로 오른팔을 당겨 몸을 들어 올려보자. 그러면 몸이 오른쪽 위로 올라간다. 얼굴을 최대한 오른손에 가까이 가져가도록 해보자 **2**. 위로 몸을 들었으면, 이제 가운데 밑으로 내려놓는다.

- 이제 주로 왼팔을 당겨 몸을 다시 들어 올려보자. 그러면 몸이 왼쪽으로 올라간다 **3**.

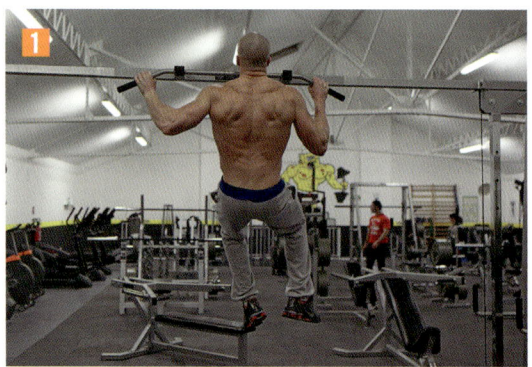

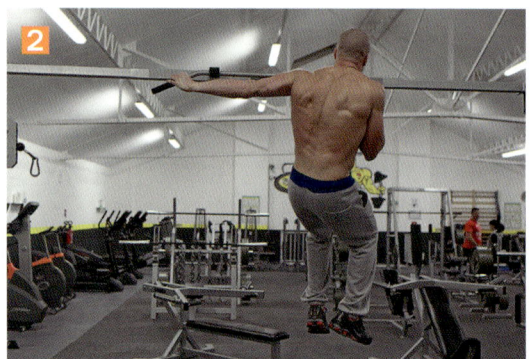

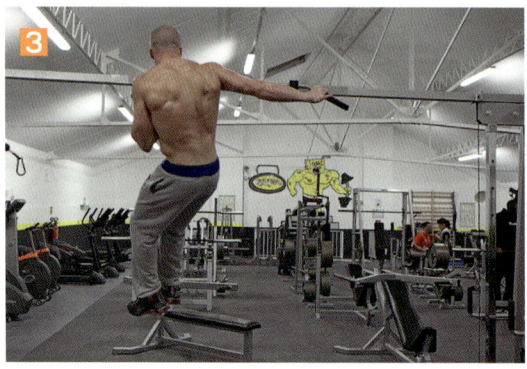

동작 포인트

크로스오버 풀업(좌우 교차 턱걸이)은 하중을 싣지 않더라도 한 팔에 가해지는 저항이 상당하다.

응용 동작

1. 초보자는 이마가 손에 닿도록 해보자. 이 동작이 쉬워지면 코가 손에 닿도록 해보자. 이보다 더 어려운 방법은 턱이 손에 닿도록 하는 것이다.
2. 머리를 좌우로 번갈아 드는 대신 세트 전체를 오른쪽 방향으로만 수행할 수 있다. 다음 세트는 왼쪽 방향으로만 수행해보자.
3. 몸을 완전히 밑으로 내려놓지 말고, 높은 단계에서 팔을 접은 상태로 좌우 동작을 수행하면 등척성 수축이 더 많이 일어난다.

근육에 미치는 영향

등 근육보다 팔 근육이 더 많이 동원된다. 한 팔로 하는 턱걸이를 준비하는 데 아주 유용한 동작이다.

이때 한 팔로 하는 턱걸이보다 이 동작이 더 쉬운 이유는 팔이 등척성 수축 자세에서 체중의 일부를 덜어 주기 때문이다. 또 다른 이점은 한 팔로 하는 것보다 동작이 더 안정적이다.

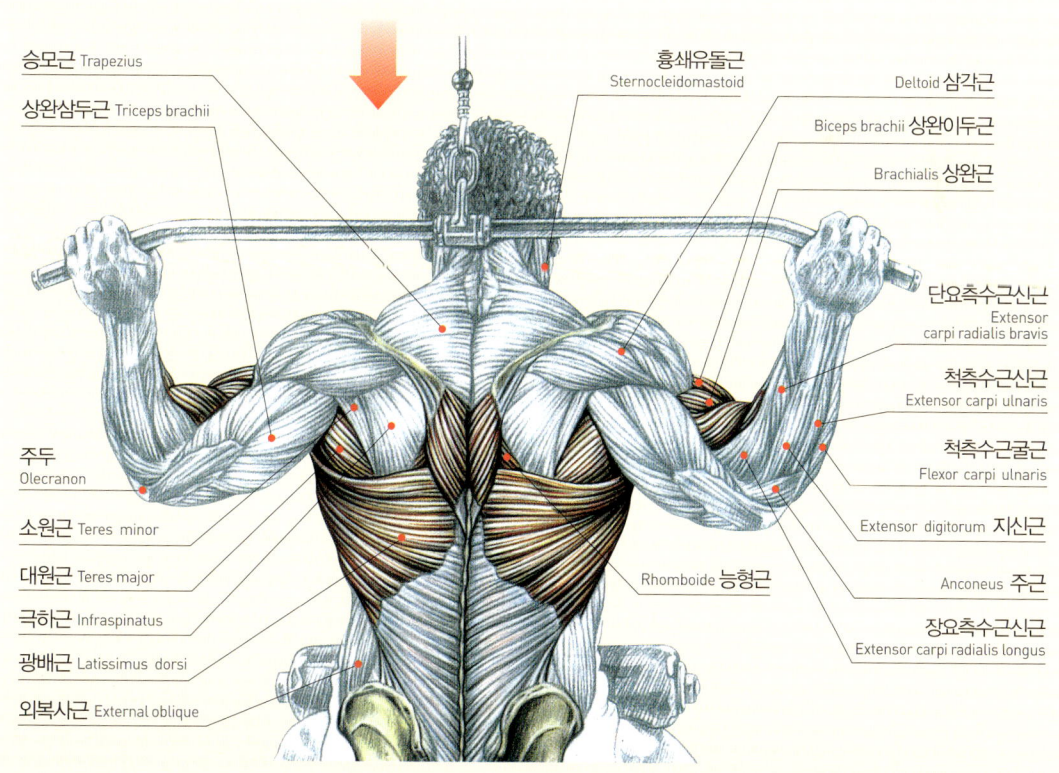

상급자를 위한 턱걸이 동작
4 한 팔로 수행하는 턱걸이

이 복합운동의 목표는 주로 팔 근육, 복근, 복사근, 그리고 등 근육을 단련하는 것이다. 다른 종류의 턱걸이에 비해 근육의 균형감과 제어력이 특히 많이 요구되며, 대단히 어려운 동작에 속한다. 몸무게가 가벼운 운동선수에게 적합하다.

운동법

- 한 손으로 바를 잡아보자 **1** (응용 동작에서 설명하는 다양한 그립 방법 참조). 다리를 앞으로 들고 몸이 제멋대로 흔들리지 않도록 균형을 잘 잡는다.

- 팔꿈치를 최대한 허리 방향으로 가져오면서 팔로 몸을 끌어당긴다 **2**. 복근, 특히 복사근을 동원하여 몸을 움츠리면서 태아 자세가 되도록 한다. 팔꿈치가 배꼽에 닿도록 해보자.

- 위로 몸을 들었으면, 이제 팔의 장력을 절반 정도로 유지하며 밑으로 내려놓는다.

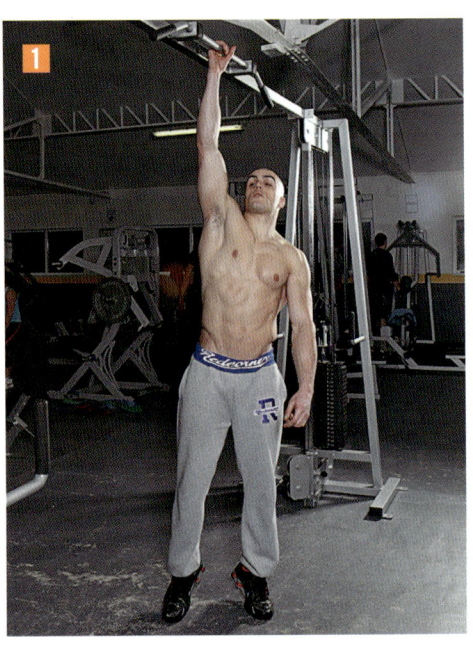

응용 동작

그립의 종류에는 뉴트럴 그립, 오버 그립, 언더 그립의 세 가지가 있다. 이론상으로 가장 큰 힘을 내는 것은 뉴트럴 그립이고, 가장 적은 힘을 내는 것은 오버 그립이다. 자신에게 가장 자연스러운 그립을 선택해보자.

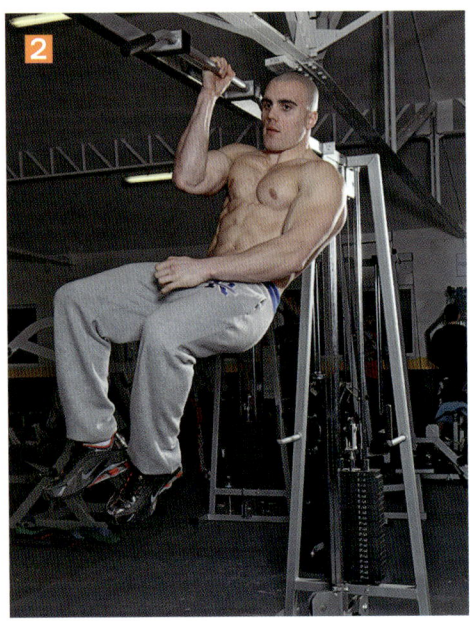

향상을 위한 테크닉

한 팔로 몸을 들어 올릴 수 없다면 다리를 벤치에 대고 수축 자세를 유지해보자. 팔을 접은 상태로 이 자세를 가능한 한 오랫동안 유지한다.

1. 이 등척성 동작이 편하게 느껴지면, 수축 자세에서 1~2cm 아래로 몸을 내린 다음 다시 들어 올리며 최대한도로 리피티션을 수행해보자.
2. 동작의 가동범위를 증가시키기 위해 운동하지 않는 자유로운 손을 이용할 수 있다. 난이도가 쉬운 것부터 어려운 것 순서로 살펴보면 다음과 같다.
   - 자유로운 손으로 운동하는 팔의 손목을 잡는다 **3 4**.
   - 자유로운 손으로 운동하는 팔의 이두근 아랫부분을 잡는다 **5 6**.
   - 자유로운 손의 손가락 몇 개로 바를 잡는다.
   - 자유로운 손으로 옆의 기둥을 잡고 안정적으로 동작을 수행한다.
3. 수행능력이 향상되어 감에 따라 자유로운 손을 점점 덜 사용하면서 동작의 가동범위를 점차 증가시켜보자.
4. 여전히 동작 수행이 어렵다면 등 운동용 기구를 사용해보자 **7**. 팔꿈치를 최대한 밑으로 내리며 뒤로 보내면 동작의 마지막 단계를 강조할 수 있다 **8**. 이 단계는 머리를 양방향으로 최대한 높이 올려야 하는 턱걸이 대회에서 가장 어려운 부분이라 할 수 있다.
5. 아주 힘이 센 선수들은 자유로운 손으로 무게를 잡고 하중을 추가할 수도 있다.

근육에 미치는 영향

등 근육보다 팔 근육이 더 많이 동원된다. 복부 근육 역시 굉장히 많이 동원된다.

> ⚠ 두 팔이 모두 힘이 센 경우는 드물다. 예를 들어 이 책의 저자인 프레데릭 데라비에는 턱걸이를 왼팔로 4회, 오른팔로 2회 수행했다. 또한 왼팔로 운동할 때는 20kg의 하중을, 오른팔로 운동할 때는 10kg 하중을 추가할 수 있었다.

⚠ 위험 요소

이 동작에서 팔을 완전히 펴면 이두근에 부상을 당할 위험성이 커진다.

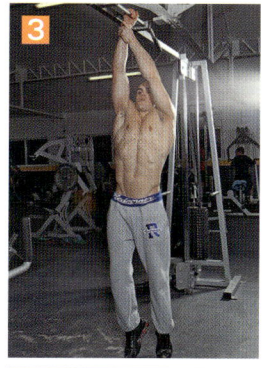
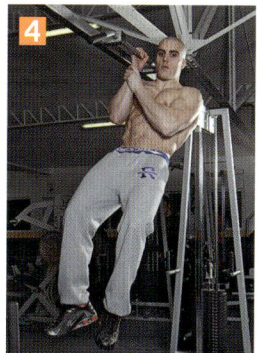
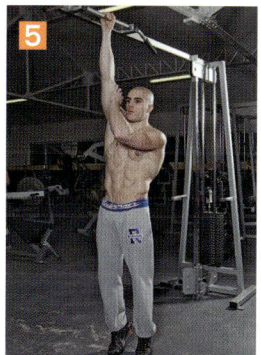
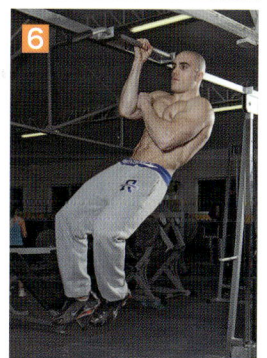
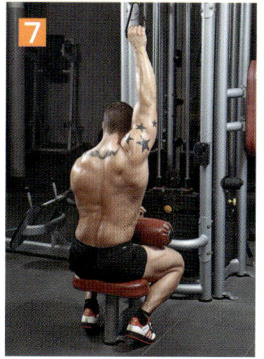
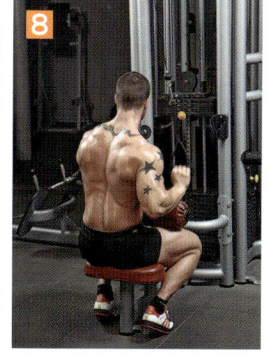

상급자를 위한 턱걸이 동작

5 머슬업

이 복합운동의 목표는 상체의 모든 근육을 단련하는 것이다. 이 동작은 중간 너비의 오버 그립 턱걸이를 완벽히 마스터하고 훨씬 더 전문적인 동작으로 넘어가고자 하는 사람에게 유용하다.

운동법

머슬업은 머리 위로 팔을 뻗고 매달린 자세에서 허리가 손 높이에 오도록 팔을 펴는 자세로 넘어가는 동작을 말한다. 일반 턱걸이에 비해 동작의 폭이 두 배나 크다. 턱걸이와 딥스를 혼합해 놓은 형태라 할 수 있다. 머슬업은 여섯 단계로 나누어지는데, 최대한 역동적이면서 각 단계가 자연스럽게 이어지도록 수행해야 한다.

🟡 1 단계 : 자세잡기

손을 오버 그립으로(엄지손가락이 서로 마주보도록) 놓고 바를 잡는다. 양손의 간격은 어깨너비 정도로 벌려야 한다 **1**. 다리는 쭉 편 상태를 유지하는 것이 좋다. 따라서 발이 바닥에 부딪치지 않도록 바를 아주 높이 설치해야 한다.

🟡 2 단계 : 시작하기

다리를 앞으로 거의 쭉 뻗어 상체와 75도 각도가 이루어지도록 한다. 가능한 한 강력하게 허벅지에 추진력을 가해보자. 이렇게 갑작스럽게 움직이면 상체가 뒤로 기울어진다 **2**. 상체의 근력을 사용하지 않고 몸을 최대한 높이 들어 올리는 것이 목표이다. 허벅지의 추진력으로 몸을 들어 올리면, 그만큼 팔과 등 근육을 동원하지 않아도 돼 피로감이 덜 찾아온다. 몸이 비스듬히 기우는 것을 손으로 막아서는 안 된다. 몸을 똑바로 세우려 하지 말고 75도 각도를 유지하며 바에서 몸을 떨어뜨려 놓는다 **3**.

🟡 3 단계 : 턱걸이

몸이 기울고 상체가 움직이기 시작하면 일반 턱걸이에서처럼 즉시 팔을 당겨보자. 턱걸이 도중에 다리로 앞에 있는 벽을 민다고 상상하면서 팔을 당기면 더 큰 도약을 가할 수 있다 **4**. 머슬업 중간 단계의 목표는 팔을 최대한 덜 접고 바를 가슴 바로 밑 **5**이나 복부 가운데로 가져오는 것이다. 턱이나 가슴 윗부분까지 밖에 끌어올리지 못했다면 전환 단계에서 넘지 못할 벽에 부딪칠 것이다.

🟡 4 단계 : 전환 단계

가슴 아랫부분이 거의 바 높이에 오면 손을 살짝(그립을 완전히 놓치지 않을 정도로) 벌리고 손목을 돌린다. 위를 향하고 있던 엄지손가락이 이제는 앞쪽과 아래를 향하도록 회전시켜 보자 **6**. 관성을 이용하면 회전은 더 수월해질 것이다.

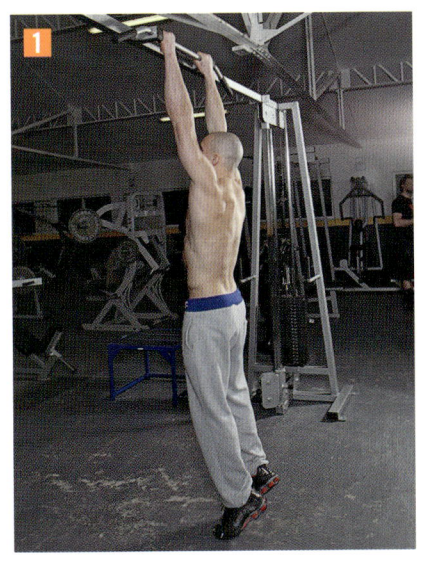
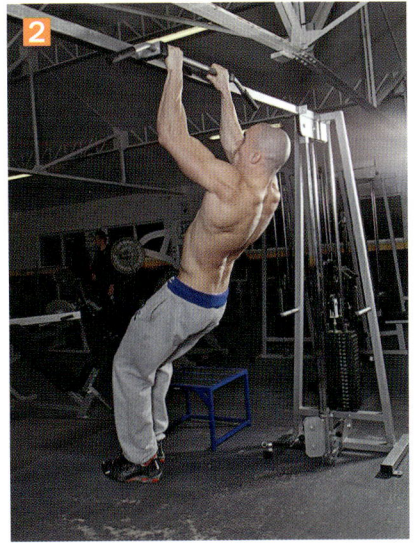
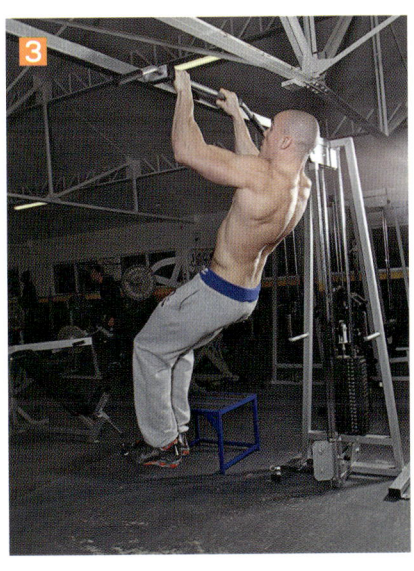
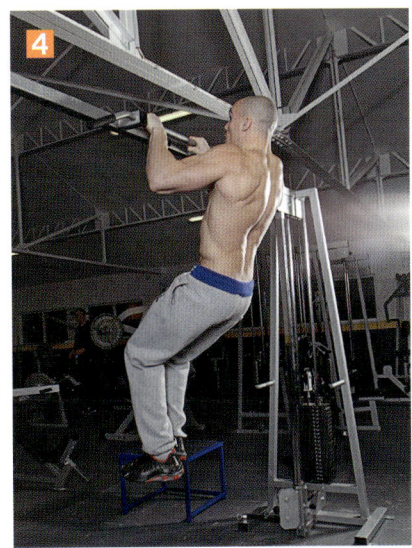
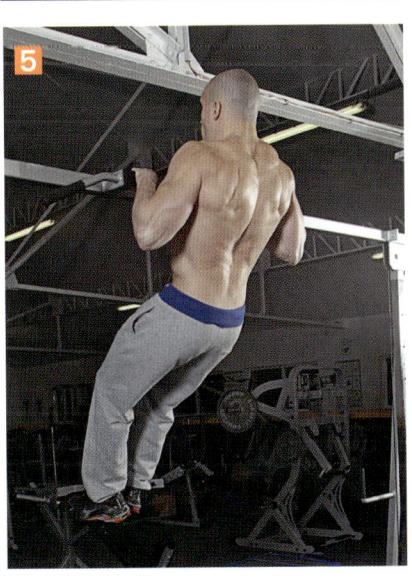
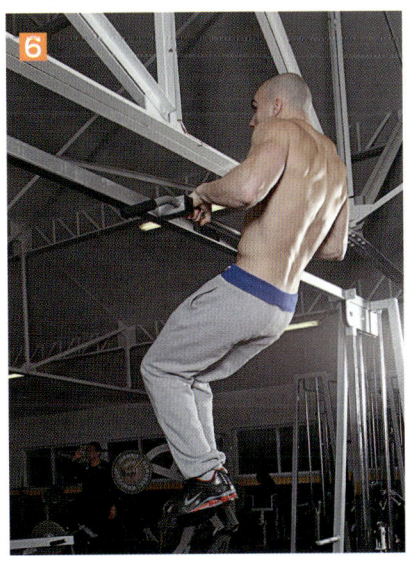

5 단계 : 밀어올리기

손가락 첫째 마디가 바닥을 향하도록 돌리고 머리를 바 앞으로 넘기면서 상체를 뒤에서 앞으로 기울여보자 7. 삼두근, 어깨 앞부분, 흉근의 힘으로 팔을 편다 8.

6 단계 : 내려놓기

위로 몸을 들었으면, 팔을 편 상태로 균형을 잡은 다음 몸을 내려놓는다 9. 몸을 내려놓을 때는 하강을 너무 제어하지 말아야 하는데 10, 이는 마치 그네처럼 관성을 축적하여 다음번 리피티션에서 몸무게를 최대한 가볍게 하기 위함이다.

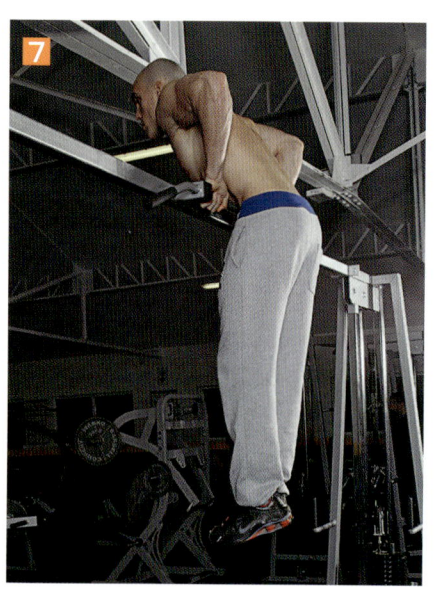
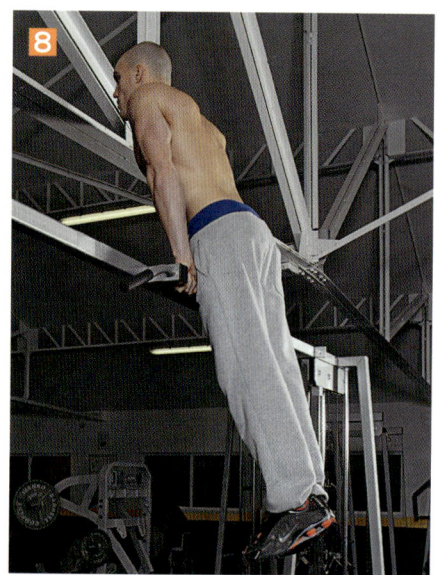
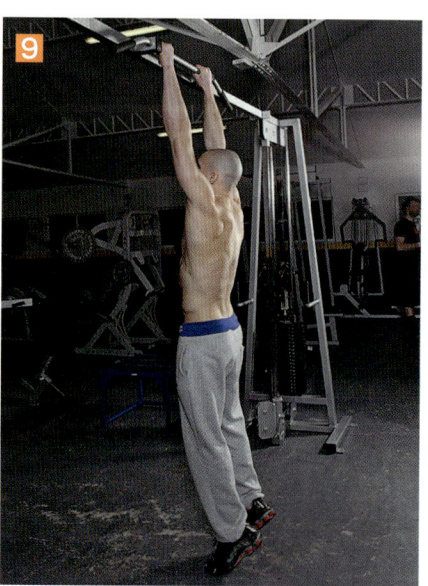
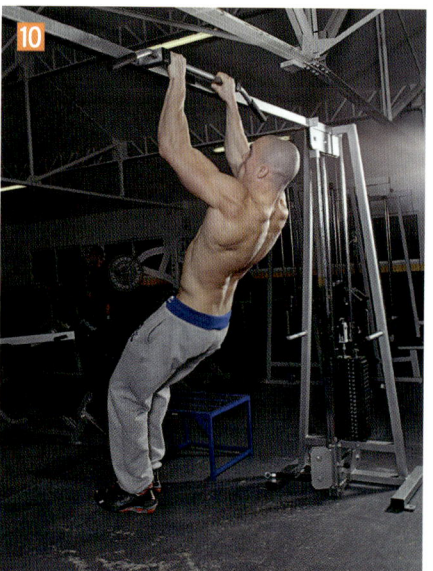

바를 잡는 방법

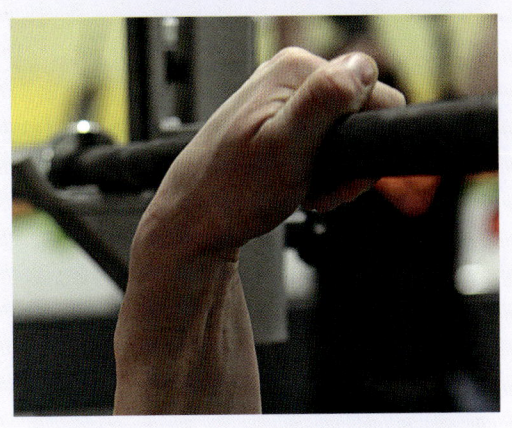

일반 턱걸이와는 달리 엄지손가락을 다른 손가락과 같은 방향에 두면 손목을 잘 꺾을 수 있고(92쪽, '턱걸이 향상을 위한 보조 동작' 참조) 전환 단계에서 바 주위로 손을 쉽게 돌릴 수 있다. 엄지손가락을 다른 손가락과 반대쪽에 두면 마찰이 생겨 동작의 가장 까다로운 단계에서 제약을 받을 수 있다.

마찬가지로 탄산마그네슘이나 스트랩을 사용하면 손이 자유롭게 회전하지 못하여 엄지손가락과 손목 인대에 부상을 입을 수도 있다. 대신 표면이 매끄러운 장갑을 사용하면 손을 쉽게 회전시킬 수 있다.

같은 이유로 미끄럼 방지 고무 덮개가 부착된 바보다 매끄러운 금속성 바가 사용하기 편리하다.

응용 동작

1. 양손의 간격을 다양하게 조절할 수 있다.
    - 양손의 간격이 좁을수록 동작의 가동범위가 커져 난이도가 증가한다.
    - 양손의 간격이 넓을수록 동작의 가동범위가 줄어든다. 하지만 일정한 간격을 넘어서면 전환 단계가 거의 불가능해진다. 따라서 가동범위를 최대한 줄이면서 전환 단계를 가능하게 하는 최적의 간격을 찾아야 한다.
2. 머슬업의 난이도를 조절하고 효과를 극대화하기 위해 몸 흔드는 정도를 바꿔 볼 수도 있다.
    - **우람하고 강력한 근육을 만들기 위해** : 몸 흔드는 정도를 최소화하여 자신의 체중 전부를 들어 올려야 한다.
    - **머슬업 경기를 위해** : 시합의 규칙이 허용하는 수준만큼 몸을 크게 흔들어 시계추가 돌아오는 효과로 체중을 최대한 활용한다.

근육에 미치는 영향

머슬업은 삼두근, 어깨, 가슴을 강력하게 동원한다는 점에서 일반 턱걸이와 구분된다.

⚠ 위험 요소

동작의 낮은 단계에서 팔을 편 상태로 튀어 오르기를 수행하는 것은 머슬업 동작의 언결싱을 좋게 해주지만, 과도하게 반동을 사용하면 어깨 인대가 위험한 상태에 놓이게 된다. 따라서 튀어오를 때 관절을 보호하려면 팔과 등의 근육에 어느 정도 장력을 유지해야만 한다. 손가락이 근질거리는 느낌이 들면 손목관절 증후군을 의심해 볼 수 있으므로 전문의를 찾는 것이 좋다.

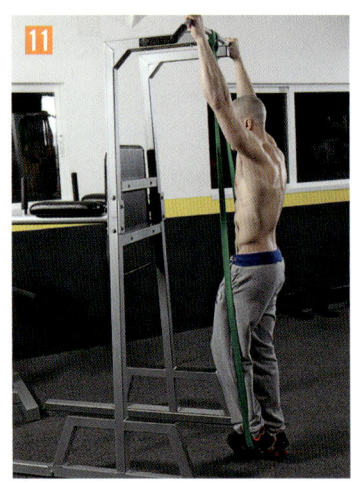 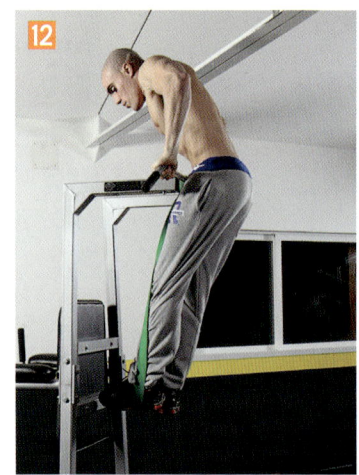 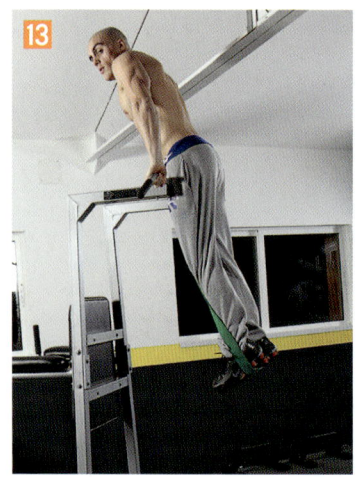

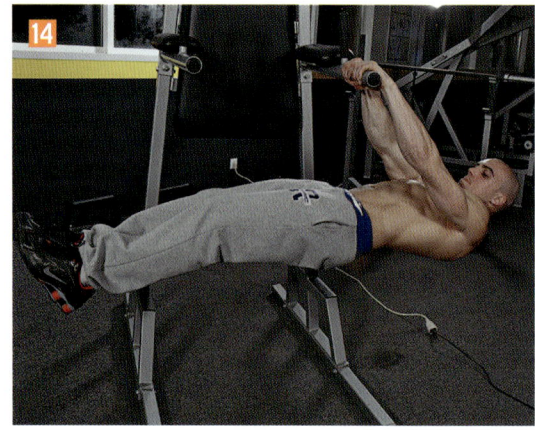

향상을 위한 테크닉

힘이 없는데 머슬업을 수행하려면 굵은 탄력밴드를 사용해 몸을 가볍게 해보자. 밴드의 한쪽 끝을 바에 매고 아래쪽에는 그네에 앉듯이 앉거나 발을 걸어보자 11. 밴드는 체중의 일부를 제거하여 시작단계에서 최대한의 속도를 내게 해준다 12. 이러면 전환 단계(가장 까다로운 단계)도 한결 수월해진다 13.

1. 팔을 편 상태로 머슬업을 수행할 수도 있다 14. 사진처럼 몸을 똑바로 세운 채로 가능한 한 높이 몸을 들어보자. 이렇게 머슬업을 시작하면 몸의 균형 감각을 기르는 법을 익힐 수 있다.
2. 팔을 펴고 머슬업을 수행하지 못한다면 팔을 편 상태로 벤치에 누워 풀오버를 수행하거나(옆 쪽 그림 참조) 하이 풀리를 사용해보자 15 16.

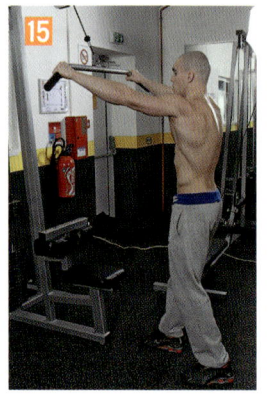 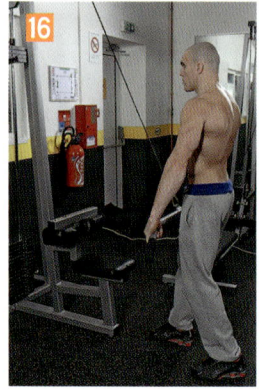

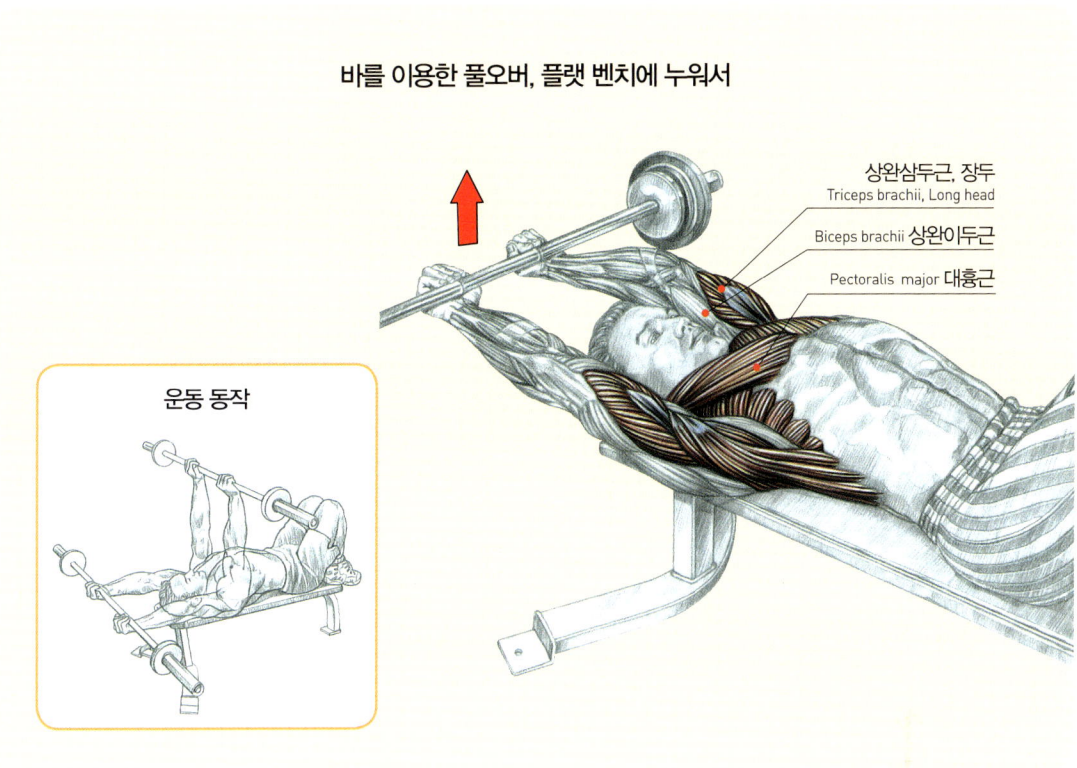

바를 이용한 풀오버, 플랫 벤치에 누워서

운동 동작

머슬업에 유리한 자질

머슬업은 많은 힘을 요하는 동작이라기보다 마치 체조와 같이 숙련된 기술을 필요로 하는 동작이라 할 수 있다. 몸을 바 위로 넘기기 위해서는 팔의 힘과 몸의 균형감을 동시에 활용하여 최대한 빠르게 추진력을 가하는 법을 배워야 한다.

체조선수와 장대높이뛰기선수는 머슬업에 필요한 선천적인 재능을 가지고 있다. 이들은 타고난 감각으로, 몸의 낙하, 튀어 오르기, 흔들기를 사용하여 근육에 추진력을 가하는 정확한 타이밍을 캐치해낸다.

체조선수가 아닌 사람들은 훈련을 통해 이러한 육체적 자질을 길러야 한다. 여기에서 몸의 무게는 대단히 중요하다.

- 머슬업에서 근육량은 단순 턱걸이에서보다 더 큰 장애요소로 작용한다. 너무 무거우면 근육을 동원하지 못하기 때문이다. 즉 머슬업 챔피언이 되기 위해서는 우선 몸이 가벼워야 한다. 적당한 무게는 훨씬 역동적인 흔들기를 가능하게 해준다. 전환 단계에서 바를 일찍 놓음으로써 전완을 쉽게 할 수 있는 것이다.

- 몸이 무거우면 불리하다. 몸을 충분히 위로 솟구치게 할 만큼 빠른 속도에 도달하기가 어렵기 때문이다. 전환 단계에서 바를 너무 늦게 놓으면 전완이 빨리 피로해지는 것이다.

- 팔이 길수록 몸을 더 쉽게 흔들 수 있다. 불필요하게 가동범위를 증가시키지 않으려면 이러한 특징을 효과적으로 활용해야만 한다.

03 턱걸이 향상을 위한 보조 동작

무턱대고 턱걸이만 한다고 해서 향상을 볼 수 있는 것은 아니다. 턱걸이에 방해가 되는 취약한 부위를 특정해서 공략해야 한다. 지금부터 설명할 보조 동작들은 아주 특정한 근육들을 공략하여 강화시킨다. 예를 들어 바에 매달려 있기가 어려운 경우, 근본적인 문제 해결 방법은 전완을 단련하는 것이다. 수준 높은 운동선수일수록 취약점을 보완하기 위해 보조 동작을 더 많이 수행해야 한다.

전완 굴근 강화하기

전완의 굴근을 강화시키는 동작
1 언더 그립 컬 Under Grip Curl

이 고립운동의 목표는 특히 이두근을 단련하는 것이지만, 상완근과 상완요골근도 어느 정도 단련할 수 있다. 한쪽 팔이 다른 쪽 팔보다 약하다면 유니래터럴 방식으로 운동할 수도 있다.
이 동작은 특히 언더 그립으로 턱걸이를 수행하는 데 필요한 힘을 얻게 해준다. 하지만 다른 종류의 턱걸이에서는 그다지 큰 효과를 보기는 어렵다.

🟡 **바를 이용한 언더 그립 컬**
1. 손을 언더 그립으로(새끼손가락이 서로 마주보도록) 놓고 바(스트레이트 바 또는 이지 바)를 잡아보자 **1**. 양손의 간격은 턱걸이를 할 때 벌리는 간격과 동일해야 한다.
2. 이두근의 힘으로 팔을 접으면서 바를 가능한 한 높이 들어 올린다 **2**.
3. 전완을 이두근에 최대한 힘주어 밀착시킨 채로 1초간 수축 자세를 유지해보자 **3**. 그다음 처음 위치로 천천히 내려놓는다. 이때 신장 자세로 팔을 너무 펴지 않도록 한다.

🟡 **덤벨을 이용한 언더 그립 컬**
1. 손을 언더 그립으로 놓고 덤벨을 잡아보자. 이두근의 힘으로 팔을 접으면서 덤벨을 가능한 한 높이 들어 올린다 **4**.
2. 이때 팔꿈치를 가볍게 들어주면 덤벨을 최대한 높이 끌어올릴 수 있다. 그렇다고 팔꿈치를 과도하게 움직여서는 안 된다.
3. 1초간 수축 자세를 유지한 다음 처음 위치로 천천히 내려놓는다.

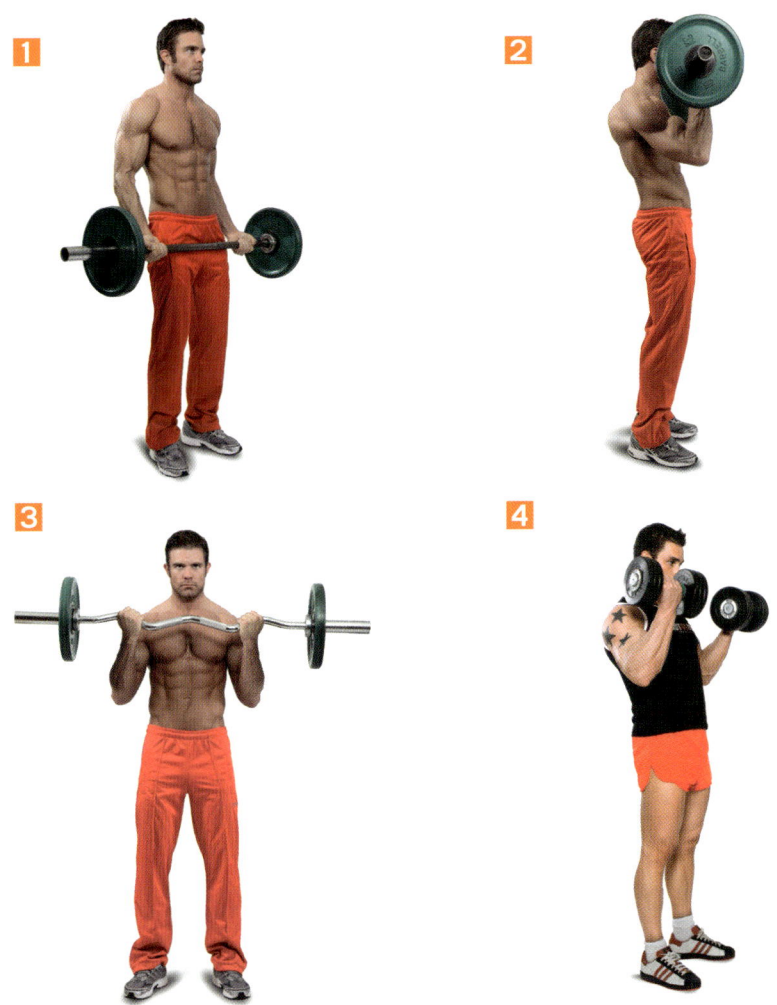

> ⚠️ 덤벨을 이용할 때는 리피티션마다 손목에 회전을 줄 수도 있고 손을 언더 그립 자세로 유지할 수도 있다. 자신에게 가장 자연스러운 자세를 선택해보자.
>
> 언더 그립 자세를 유지하기로 결정했다면 절대로 팔을 끝까지 펴서는 안 된다. 무거운 중량으로 운동을 할 때는 더더욱 주의해야 하는데, 그 이유는 팔을 끝까지 뻗으면 이두근에 열상을 입을 수도 있기 때문이다. 단, 신장 자세에서 손을 뉴트럴 그립으로 두면 문제가 되지 않는다. 하지만 이렇게 회전을 주는 방법은 손목에 불필요한 부상을 입힐 수도 있으므로 추천하지 않는다.

덤벨을 들고 컬을 수행하는 세 가지 방법

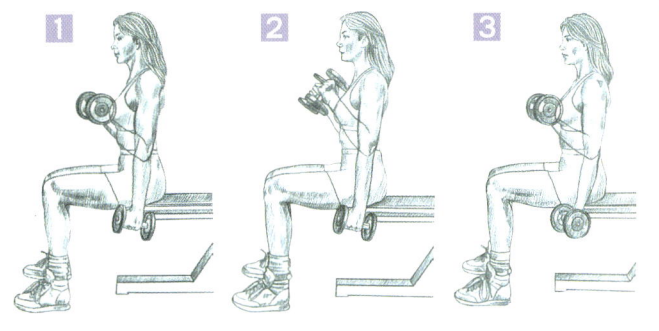

1 이두근과 상완근이 주로 동원된다.
2 상완요골근이 강하게 동원된다.
3 이두근이 우선적으로 동원된다.

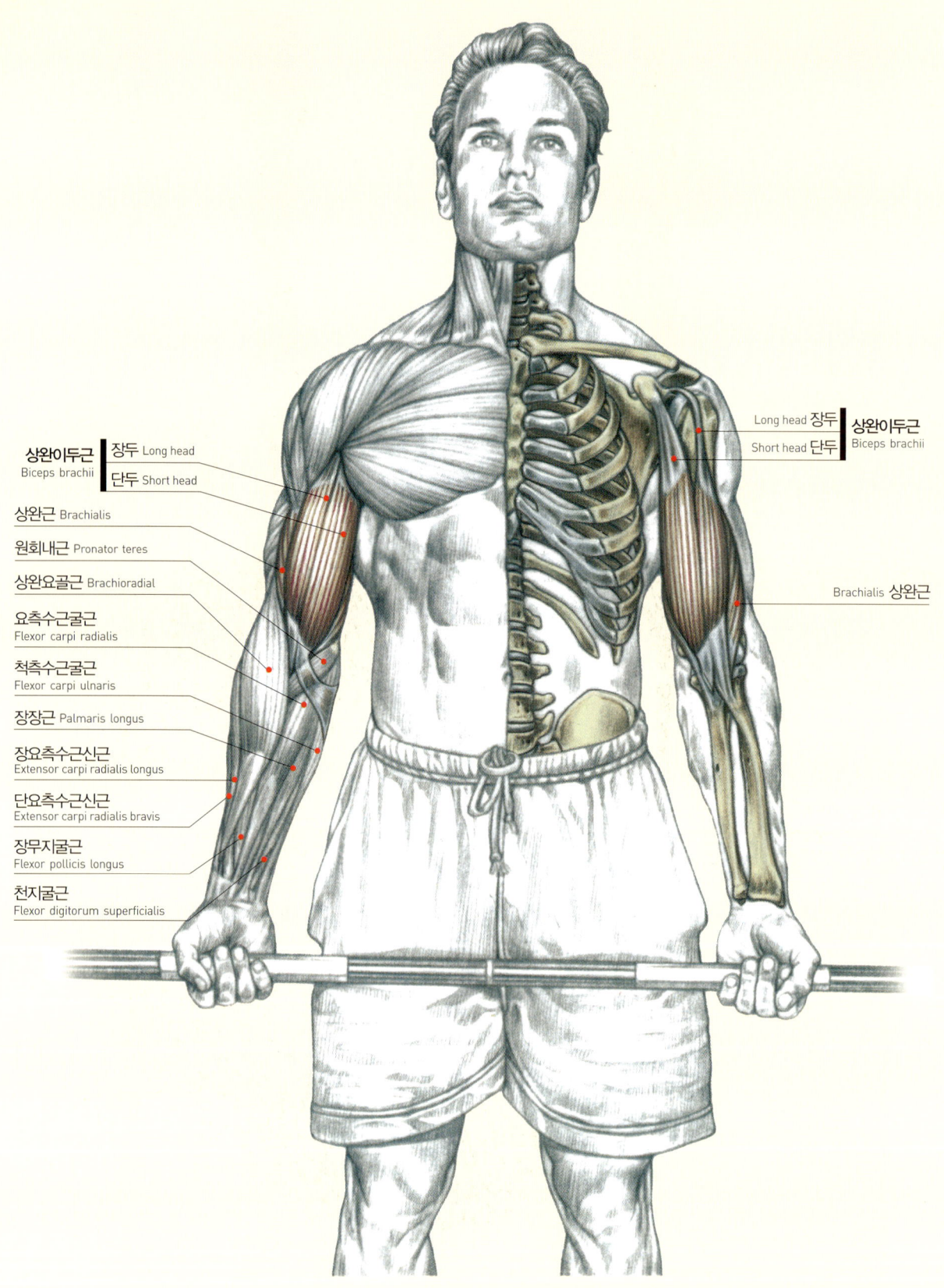

> **응용 동작**

1. 덤벨을 이용하면 한 번에 한 팔만 운동할지(유니래터럴) 양팔을 동시에 운동할지(바이래터럴) 선택할 수 있다. 한 팔로 하는 턱걸이를 제외하고, 일반적인 턱걸이에서 이두근을 동원하려면 양팔을 동시에 수축하는 것이 좋다.

2. 덤벨을 이용한 컬은 앉거나 서서 수행할 수 있다. 앉은 자세로 운동을 시작하면 동작을 아주 엄격하게 수행할 수가 있다. 실패 지점에 도달했을 때 일어서서 치팅을 약간 사용하면 추가로 리피티션을 몇 번 더 할 수 있다.

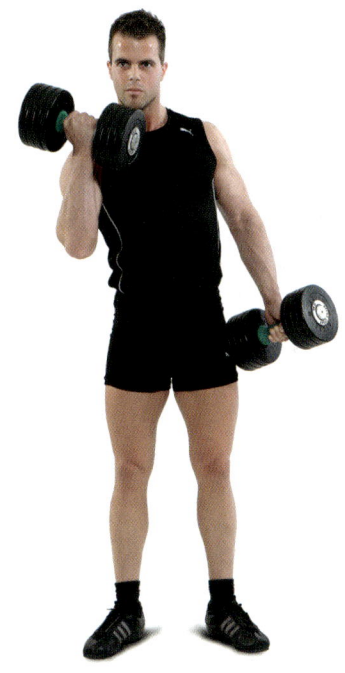

유니래터럴 방식의 덤벨 컬

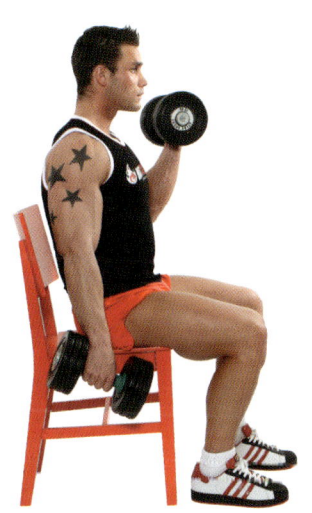

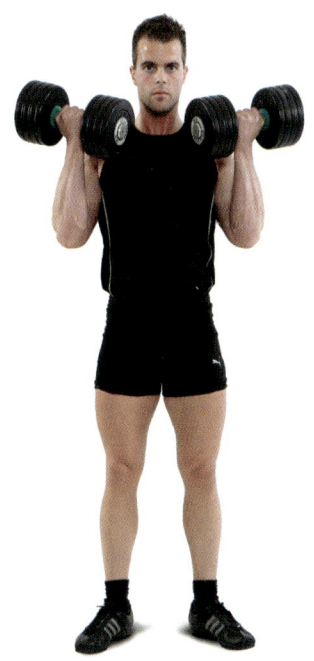

바이래터럴 방식의 덤벨 컬

> ⚠ **위험 요소**

다른 동작들에 비해 컬을 수행할 때 치팅을 하고 싶은 유혹이 강하게 생길 것이다. 무게를 더 올리거나 추가로 리피티션을 몇 번 더 하기 위해 상체를 앞뒤로 흔들면서 치팅을 하면 등에 부상을 입을 위험이 있다. 대신 벽에 등을 대고 동작을 시작하면 정확하고 바른 자세를 익힐 수 있다. 한편 덤벨을 이용하면 손목을 자유롭게 움직일 수가 있어 스트레이트 바를 사용할 때 생기는 부상을 피할 수 있다.

3 일반 중량과 탄력밴드를 함께 사용하면 동작의 마지막 부분(턱걸이에서 가장 어려운 단계)에 하중을 실을 수 있다. 실패 지점에 이르면 탄력밴드를 빼고 추가로 리피티션을 몇 번 더 해보자.

4 턱걸이의 마지막 단계를 더 수월하게 수행하려면 콘센트레이션 컬을 시도해보자.

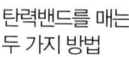
탄력밴드를 매는 두 가지 방법
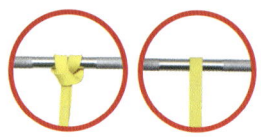

트릭 쓰기

세트와 세트 사이에 반대쪽 손으로 양쪽 이두근을 흔들며 긴장을 풀어보자. 근육이 이완되어 회복이 빨라질 것이다. 벽에 대고 펌핑을 몇 회 실시할 수도 있다.

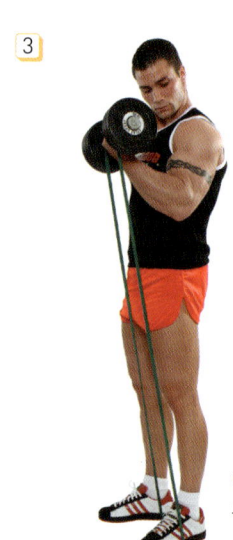
탄력밴드를 이용한 유니래터럴 방식의 덤벨 컬

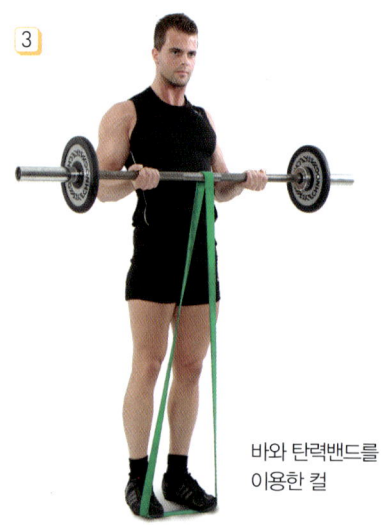
바와 탄력밴드를 이용한 컬

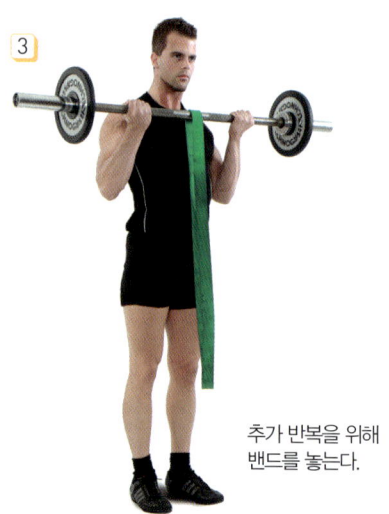
추가 반복을 위해 밴드를 놓는다.

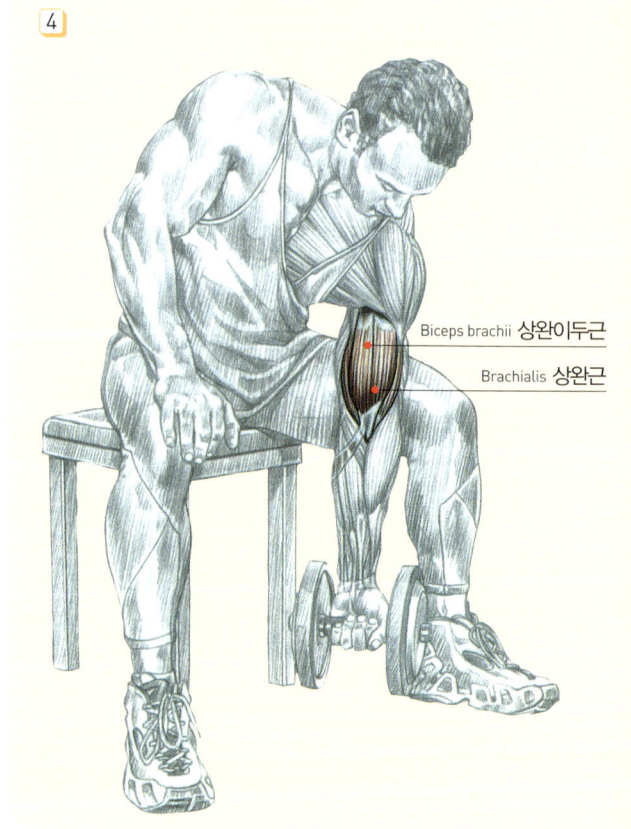
Biceps brachii 상완이두근
Brachialis 상완근

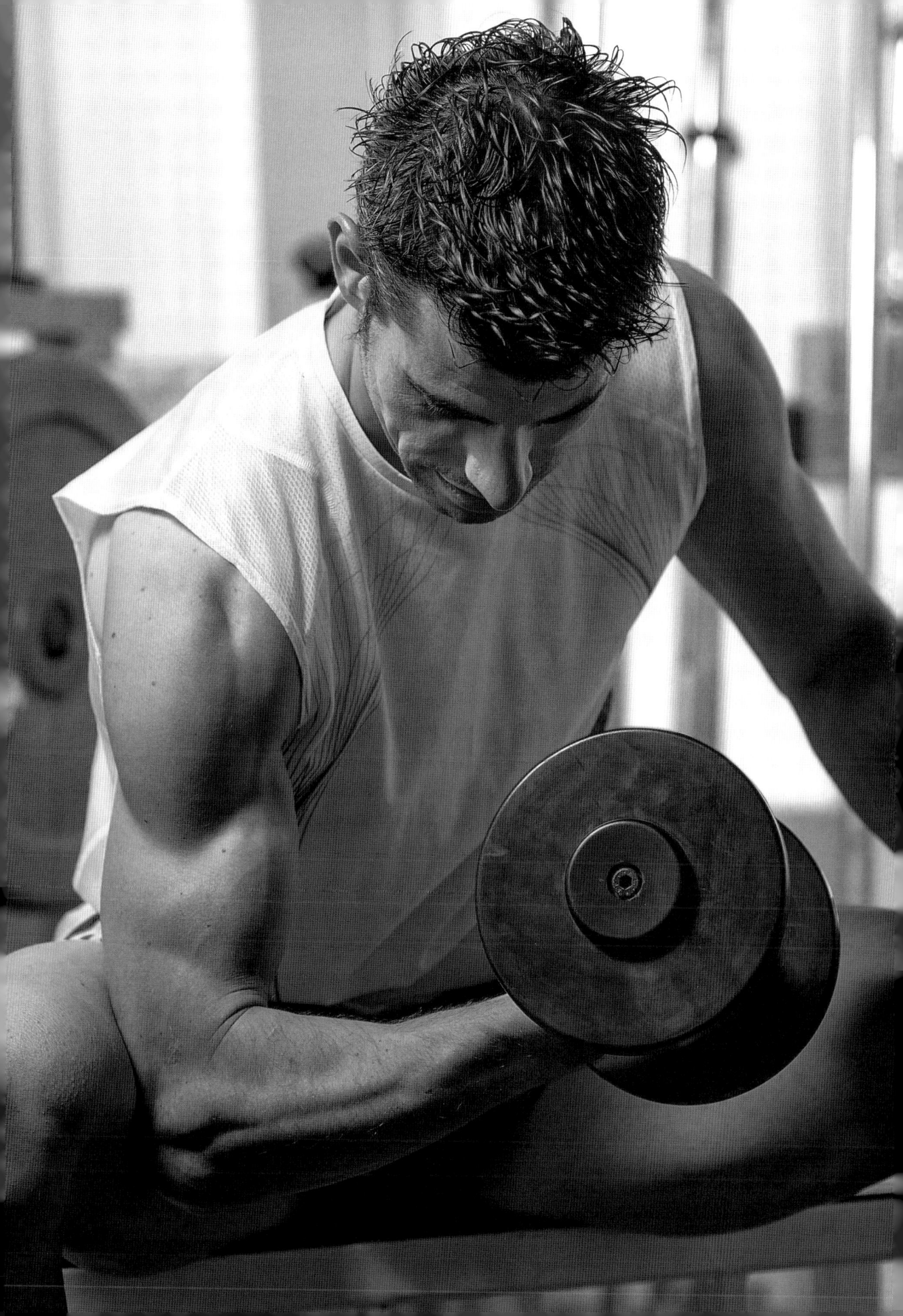

전완의 굴근을 강화시키는 동작

2 해머 컬 Hammer Curl

이 고립운동은 전완의 모든 굴근을 동원한다 : 상완근, 상완요골근, 이두근(동원되는 정도가 큰 근육부터 작은 근육 순서). 해머 컬은 특히 뉴트럴 그립으로 턱걸이를 수행하는 데 필요한 힘을 얻게 해준다. 하지만 다른 종류의 턱걸이에서는 그다지 큰 효과를 보기는 어렵다.

운동법

- 손을 뉴트럴 그립으로(엄지손가락이 위를 향하게) 놓고 덤벨 두 개를 잡는다.
- 엄지손가락이 항상 위를 향한 상태에서 팔을 접으며 덤벨을 가능한 한 높이 올려보자 **1**. 팔꿈치를 약간 뒤로 빼면 덤벨을 최대한 높이 끌어올릴 수 있다. 이때 팔꿈치가 과도하게 움직이지 않도록 주의해야 한다.
- 1초간 수축 자세를 유지한 다음 처음 위치로 천천히 내려놓는다.

응용 동작

1) 다음 방법 중에 하나를 선택할 수 있다.
   - 두 팔을 동시에 드는 방법
   - 리피티션마다 한 팔씩 번갈아 드는 방법
   - 세트 내내 한 팔만 드는 방법

   한 팔로 하는 턱걸이를 제외하고, 일반적인 턱걸이에서 굴근을 동원하려면 양팔을 동시에 수축하는 것이 좋다.

2) 엄지손가락의 방향을 바꿔주면 굴근을 여러 각도에서 동원할 수가 있다.
   - 엄지손가락을 바깥으로 살짝 돌리면 이두근이 동작에 더 많이 개입하여 언더 그립으로 수행하는 턱걸이에서 향상을 볼 수 있다.
   - 엄지손가락을 안쪽으로 살짝 돌리면 상완요골근이 동작에 더 많이 개입하여 오버 그립으로 수행하는 턱걸이에서 향상을 볼 수 있다.

동작 포인트

팔은 언더 그립보다 뉴트럴 그립일 때 더 큰 힘을 낸다. 따라서 일반 컬보다 해머 컬에서 무게를 좀 더 올리는 것이 가능하다.

근육에 미치는 영향

해머 컬로 근육을 단련해 놓으면 턱걸이에서 빈번히 찾아오는 전완의 통증을 예방하는 데 도움이 된다.

⚠ 위험 요소

과도하게 무게를 올림으로써 동작의 가동범위가 너무 줄어들지 않도록 주의한다. 또한 아주 무거운 중량으로 운동을 시도하는 경우 등에 무리가 가지 않도록 조심해야 한다.

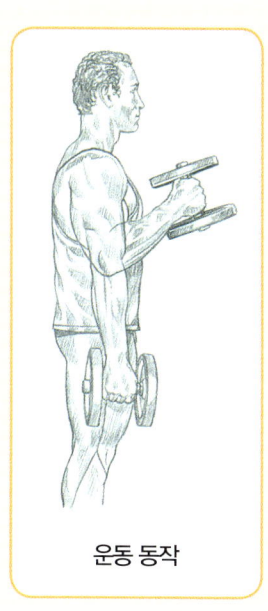

운동 동작

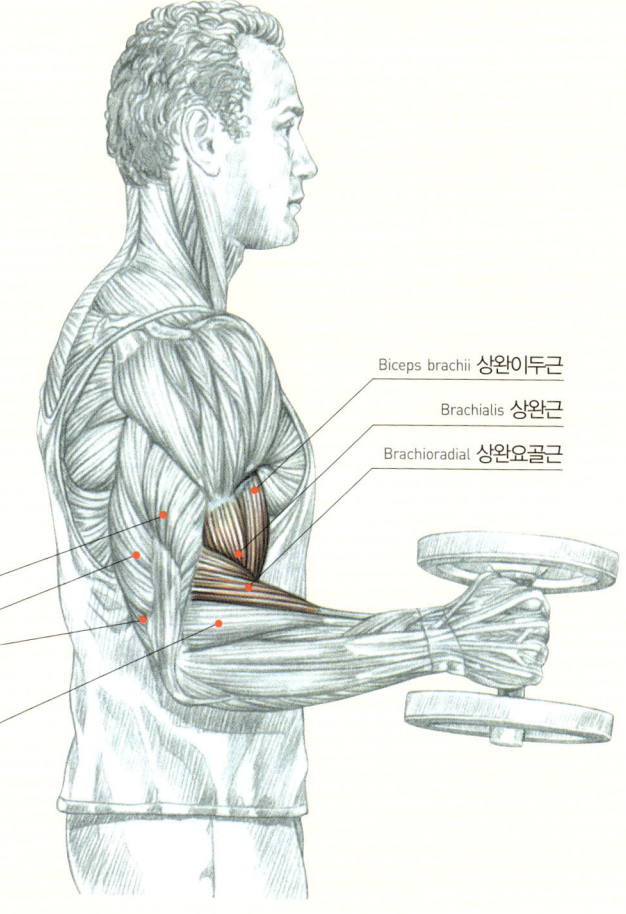

Biceps brachii 상완이두근
Brachialis 상완근
Brachioradial 상완요골근

상완삼두근
Triceps brachii
- 외측두 Lateral head
- 장두 Long head
- 내측두 Medial head

장요측수근신근
Extensor carpi radialis longus

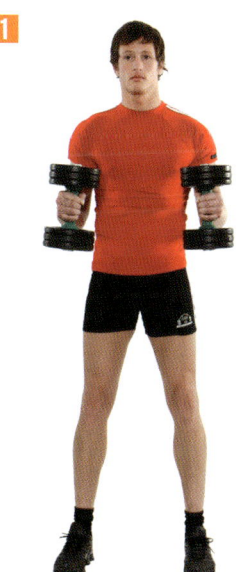

1

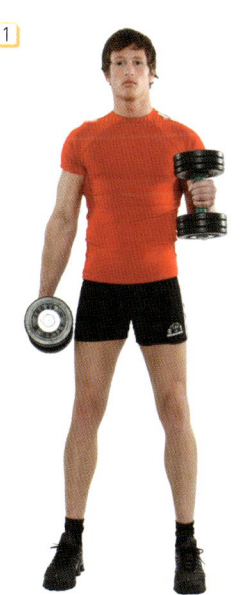

1

얼터네이트 방식의 응용동작

99

전완의 굴근을 강화시키는 동작
3 리버스 컬 Reverse Curl

이 고립운동은 상완요골근과 상완근을 강화시킨다. 이 두 근육은 오버 그립으로 턱걸이를 수행할 때 관성을 최대한 활용하는 데 필수적인 근육이다. 리버스 컬은 특히 오버 그립으로 하는 턱걸이나 머슬업을 수행하는 데 필요한 힘을 얻게 해준다. 하지만 다른 종류의 턱걸이에서는 그다지 큰 효과를 보기는 어렵다.

운동법

- 손을 오버 그립으로(엄지손가락이 서로 마주보도록) 놓고 이지 바나 덤벨 한 쌍을 잡는다 **1**.
- 팔을 접어 가능한 한 높이 올려보자 **2**. 다른 컬과는 반대로, 이 동작에서는 팔꿈치를 들어서는 안 된다. 팔꿈치를 들지 말고 상완요골근이 잘 수축할 수 있도록 해보자.
- 1초간 수축 자세를 유지한 다음 처음 위치로 천천히 내려놓는다.

동작 포인트

스트레이트 바는 손목에 불편을 줄 수도 있다. 일반적으로 이지 바를 사용하면 동작을 편하게 수행할 수 있다.

- 팔이 상대적으로 약한 상태에 놓인다. 일반 컬을 할 때보다 리버스 컬을 수행할 때는 무게를 확실히 줄여야 한다.
- 덤벨을 이용해서 리버스 컬로 동작을 시작해보자. 실패 지점에 이르면 손목을 약간 돌려 해머 컬로 동작을 계속 수행한다.

⚠ 위험 요소

손목을 주의할 것. 항상 엄지손가락이 새끼손가락보다 좀 더 높이 있도록 해야 **3** 전완이 너무 많이 뒤틀리는 것을 막을 수 있다.

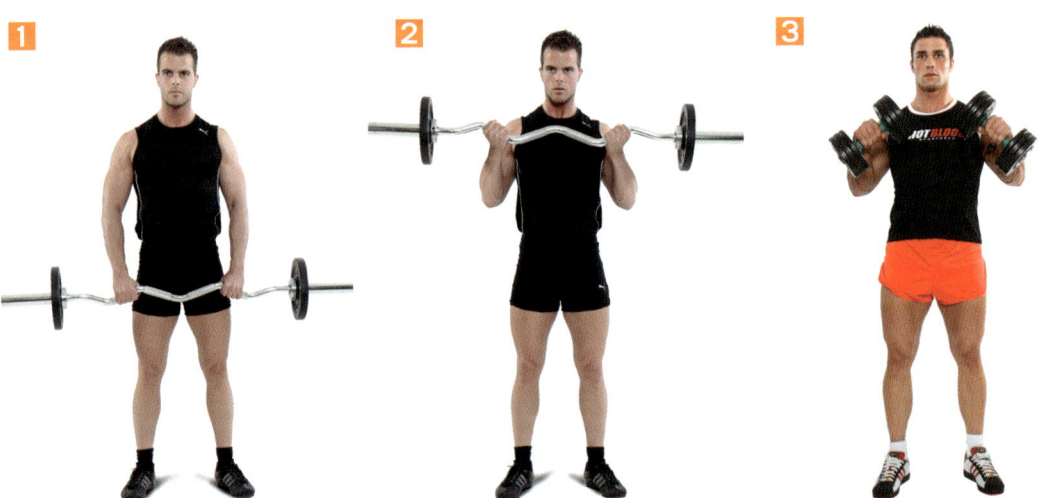

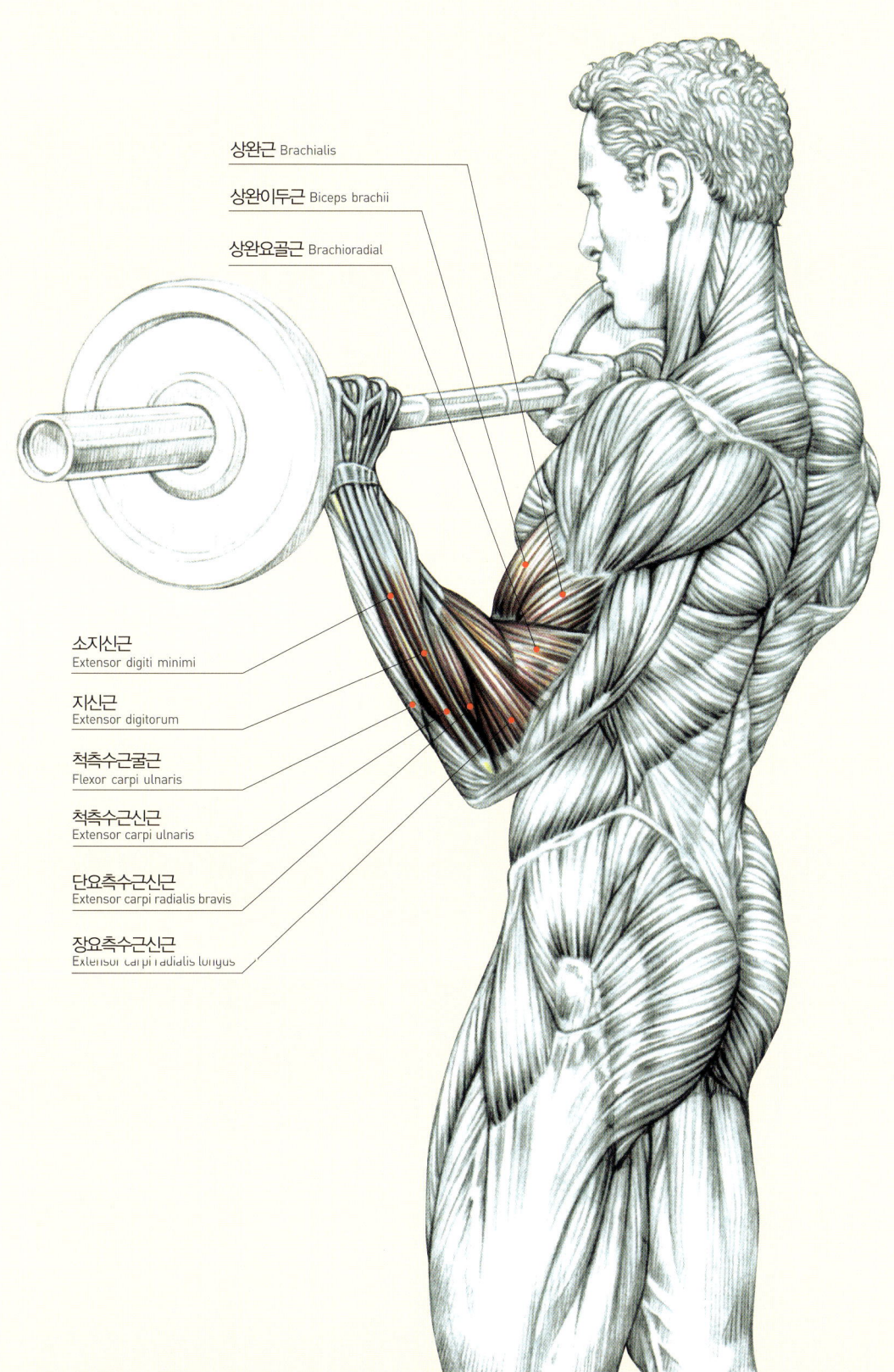

101

그립 강화와 머슬업

선천적으로 악력이 굉장히 센 선수들이 있다. 손이 크면 턱걸이에 도움이 되는 것이 사실이다. 중수골과 지절골이 아주 평평한 대신 살짝 굽어 있으면 갈고리 같은 모양을 띠게 된다.

우리의 사촌인 유인원은 이 갈고리 같이 굽은 손 덕분으로 나뭇가지에 아주 오랫동안 매달려 있을 수 있다. 하지만 우리들은 그렇지 않다. 손가락을 늘리거나 뼈를 휘게 할 수는 없는 노릇이므로, 우리가 선택할 수 있는 유일한 해결책은 손가락에 명령을 내리는 근육을 강화시키는 것이다.

손목의 굴근을 자세히 관찰해보면 다음과 같은 세 개의 분명한 근육층이 나타난다.

1 **표층부** : 손가락에 영향을 주지 않고 오직 손목의 굽힘만을 담당한다. 턱걸이에서 가장 쓸모없는 부분이다. 손목을 꺾을 때에만 사용된다(104쪽 참조).

2 **중층부** : 손가락의 처음 두 마디를 접어준다.

3 **심층부** : 주로 마지막 마디를 굽혀주는 역할을 한다. 아주 가는 근육들로 이루어져 있어 가장 약한 층이라 할 수 있다.

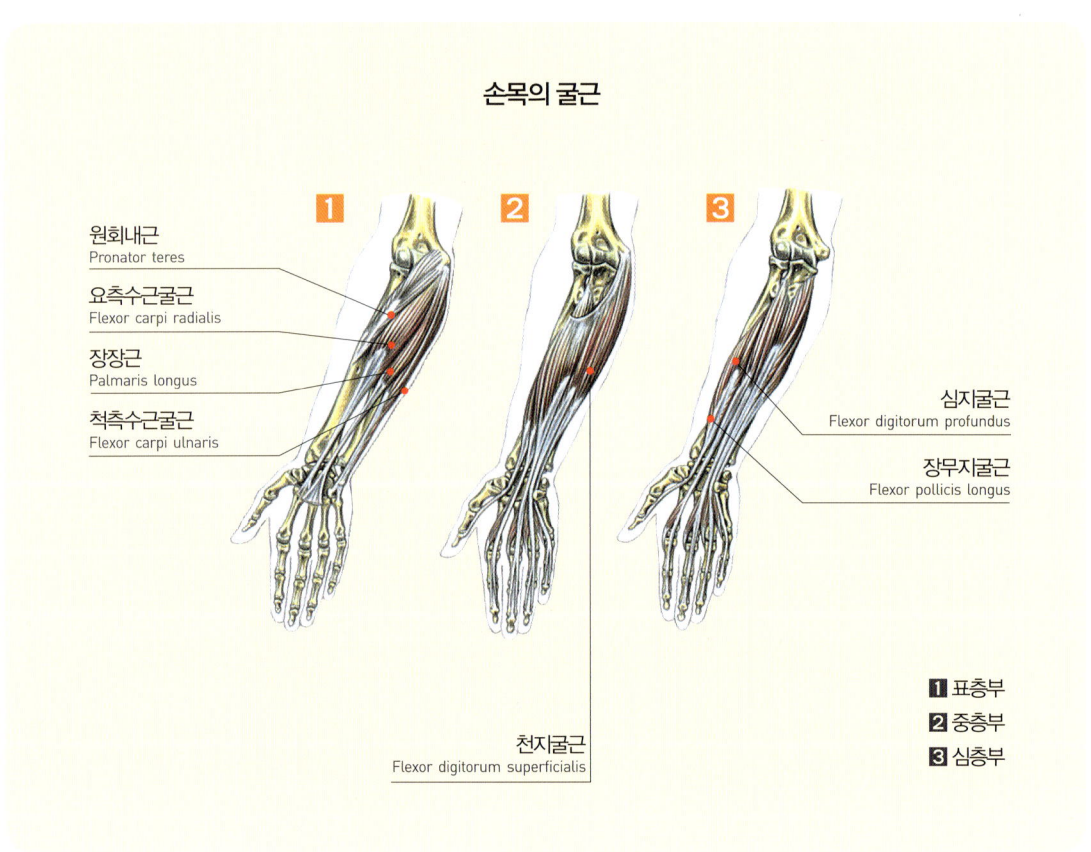

손목의 굴근

인간과 고릴라의 팔 비교도

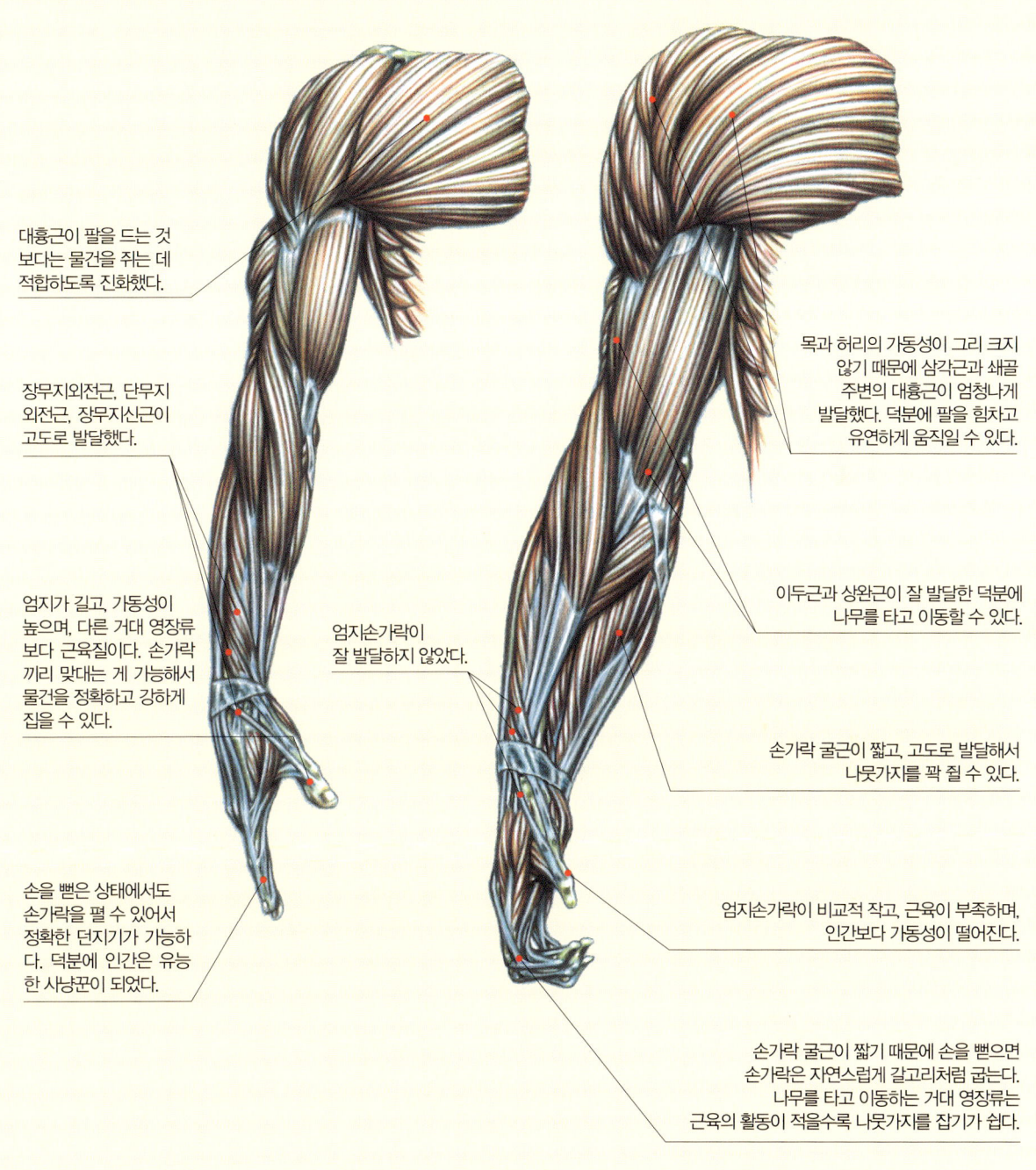

- 대흉근이 팔을 드는 것보다는 물건을 쥐는 데 적합하도록 진화했다.
- 장무지외전근, 단무지외전근, 장무지신근이 고도로 발달했다.
- 엄지가 길고, 가동성이 높으며, 다른 거대 영장류보다 근육질이다. 손가락끼리 맞대는 게 가능해서 물건을 정확하고 강하게 집을 수 있다.
- 엄지손가락이 잘 발달하지 않았다.
- 손을 뻗은 상태에서도 손가락을 펼 수 있어서 정확한 던지기가 가능하다. 덕분에 인간은 유능한 사냥꾼이 되었다.

- 목과 허리의 가동성이 그리 크지 않기 때문에 삼각근과 쇄골 주변의 대흉근이 엄청나게 발달했다. 덕분에 팔을 힘차고 유연하게 움직일 수 있다.
- 이두근과 상완근이 잘 발달한 덕분에 나무를 타고 이동할 수 있다.
- 손가락 굴근이 짧고, 고도로 발달해서 나뭇가지를 꽉 쥘 수 있다.
- 엄지손가락이 비교적 작고, 근육이 부족하며, 인간보다 가동성이 떨어진다.
- 손가락 굴근이 짧기 때문에 손을 뻗으면 손가락은 자연스럽게 갈고리처럼 굽는다. 나무를 타고 이동하는 거대 영장류는 근육의 활동이 적을수록 나뭇가지를 잡기가 쉽다.

각 근육층 사이에 나타나는 힘의 불균형은 암벽 등반 전문가들에게 잘 나타난다. 이들은 대단히 강력한 악력을 가지고 있는 것은 아니지만 손가락 끝으로 그립을 유지하는 능력은 굉장하다. 이는 손가락의 심층 굴근의 저항력이 아주 세기 때문이다.

마지막 두 개의 층은 턱걸이에서 가장 중요하면서도 운동 시 가장 적게 동원되는 부분이기도 하다. 따라서 악력을 기르기 위해서는 이 두 층을 우선적으로 강화할 필요가 있다.

엄지손가락은 어디에 위치해야 할까

어떤 방식으로 턱걸이를 수행하든 엄지손가락의 위치가 아주 중요하다. 그립의 안정성을 높이려면 엄지손가락으로 최대한 집게손가락을(가능하면 가운뎃손가락도) 덮어야 한다. 손목을 꺾는 동작을 제외하고 이 자세를 유지해야 한다(옆 박스 참조).

손목 꺾기로 어떻게 가동 범위를 줄일 수 있을까?

앞에서 살펴본 바와 같이 턱걸이의 가동 범위는 무엇보다도 전완과 손의 길이에 달려 있다. 이 두 길이가 길수록, 경기 규칙을 준수하려면 턱걸이의 가동범위를 더 크게 해야 한다. 피로감이 찾아오면 손이 펴지려는 경향이 있을 텐데, 이때 바를 놓치지 않도록 손가락 끝으로 버티려 할 것이다. 그러면 힘이 줄어들 뿐만 아니라 손이 '길어지는' 효과 때문에 가동범위는 더욱 커지게 된다.

하지만 굴근의 힘으로 손목을 꺾으면 전완 + 손의 길이를 줄일 수가 있다. 초보자들은 본능적으로 손가락 마디에 바를 두는 버릇이 있는데, 이 고급 테크닉을 사용하면 바를 중수골 밑에 둘 수가 있다. 그러면 턱과 바 사이의 이동 간격을 줄일 수 있어 턱걸이는 더욱 쉬워지게 된다.

그럴더라도 손목을 꺾기 위해서는 여전히 힘이 필요하다! 꾸준히 보조 동작을 연습하고 턱걸이 테크닉을 익히다보면 시간이 지날수록 강한 악력을 얻을 수 있을 것이다. 손목 꺾기는 지름이 두꺼운 바에서 더 쉽게 수행할 수 있다.

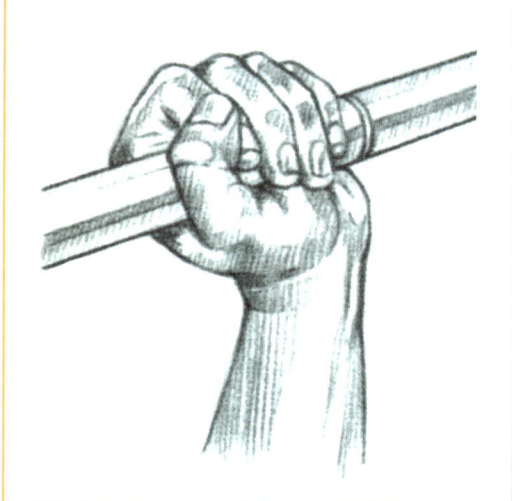

바른 그립 자세, 엄지를 검지 위에 둔다.

손가락의 힘을 최적화하기

엄지손가락을 제외하고 가장 힘이 센 손가락은 힘의 32%를 지니고 있는 가운뎃손가락이다. 그다음 집게손가락(30%), 새끼손가락(22%), 마지막으로 약손가락이다(16%).

그립 강화를 위한 동작
1 바에 손가락 걸기

이 고립운동의 목표는 손목의 굴근, 그 중에서 심층을 단련하는 것이다. 특히 손아귀의 힘을 기르고자 하는 경우에 유용하다.

운동법

- 손을 오버 그립으로(엄지손가락이 서로 마주보도록) 놓고 팔을 편 상태로 바에 매달려보자 **1**. 팔은 자신이 가장 편하게 느껴지는 간격으로 벌린다. 바를 놓치지 말고 손을 천천히 펴보자 **2**.

- 몸을 5cm 정도 내린 다음 손을 쥐면서 손가락의 힘으로 다시 들어 올린다. 5초간 수축 자세를 유지한 다음 손을 천천히 다시 편다.

동작 포인트

더 이상 손을 펼 힘이 없더라도 주먹을 쥐고 몇십 초간 바에 매달려 있을 수는 있을 것이다.

1
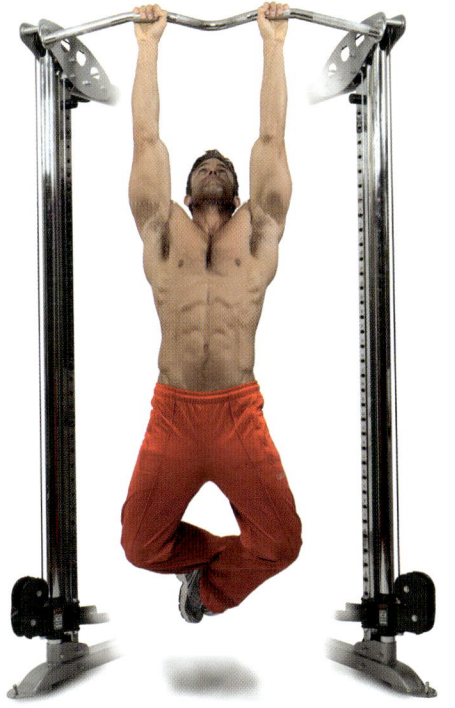

2
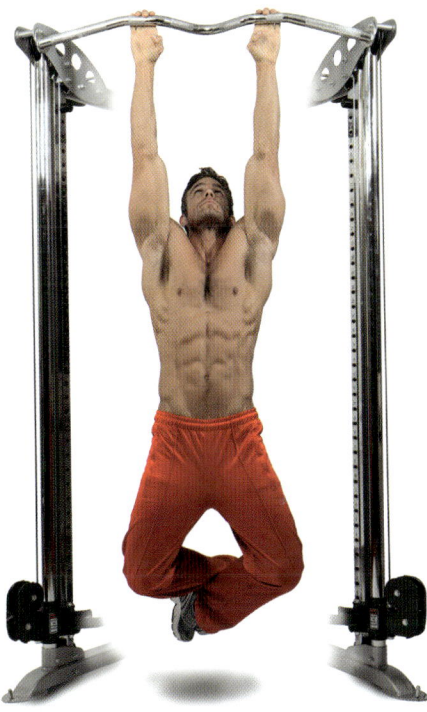

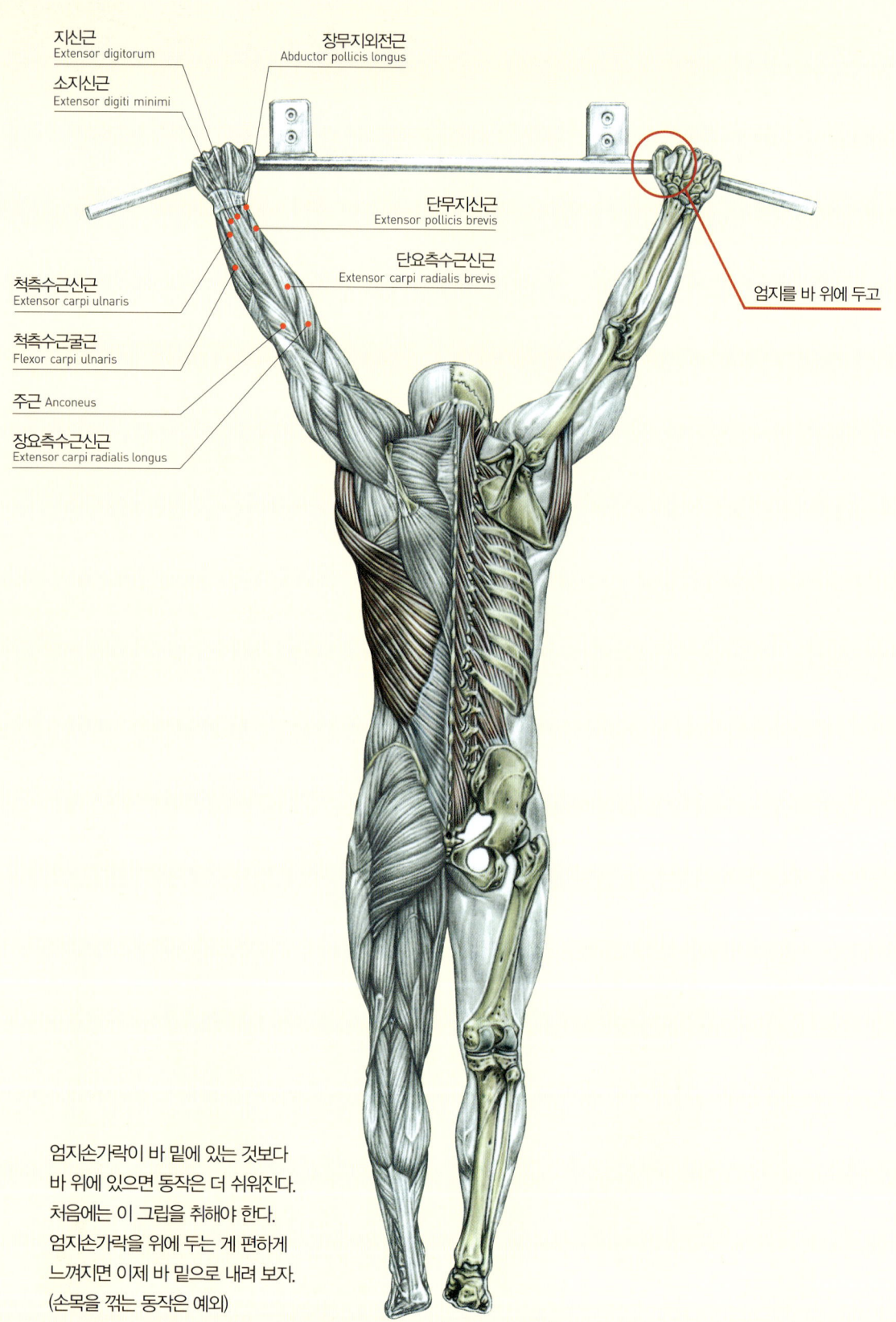

> **응용 동작**

1. 손을 펴는 게 어렵다면 한 발 또는 두 발로 바닥이나 벤치를 딛고 몸의 무게를 가볍게 해보자.
2. 동작이 너무 쉬워지면 유니래터럴 방식으로 동작을 수행해보자. 즉 한 손으로만 매달려보는 것이다. 다른 손은 옆의 기둥에 대고 몸의 균형을 잡는다.
3. 동작의 가동범위를 줄이기 위해 손가락을 펴는 대신 굴근의 힘으로 손목을 꺾으며 몇 센티미터만 몸을 들어보자. 이때 엄지손가락은 다른 손가락과 같은 방향에 두고 손을 꽉 쥔 상태로 있는다. 이 자세를 가능한 한 오랫동안 유지한 다음 다시 손목을 세워보자.
4. 손을 쥐는 동작과 손목을 꺾는 동작을 혼합해 볼 수도 있다. 손을 쥔 다음 손목을 꺾으며 몸을 들어보자. 몇 초간 이 자세를 유지한 다음 손목을 세우고 손을 다시 편다.
5. 동작이 쉬워지면 하중을 실어보자.
6. 손가락이 너무 작아 손을 펴는 것이 어렵다면 역도 선수들이 사용하는 기구를 가지고 연습해보자. 팔을 몸 옆에 붙이고 손가락 끝으로 기구를 잡는다. 손으로 쥐었다 폈다를 반복해보자.

> ⚠️ **위험 요소**
>
> 손가락을 너무 급작스럽게 펴면 부상을 입을 수 있으니 주의한다. 피로감이 밀려올 때는 발을 내려 바닥 근처에 둬야, 의도치 않게 바에서 손을 놓쳤을 때 갑자기 추락하는 사고를 피할 수 있다.

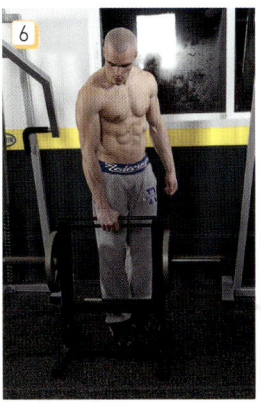
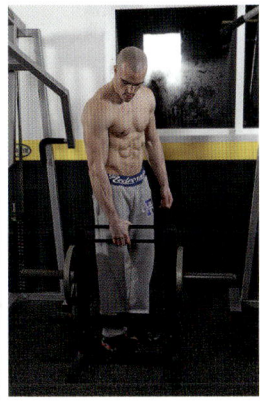

이 같은 용도로 특별히 고안된 기구를 이용해 동작을 수행한다 오버 그립 자세

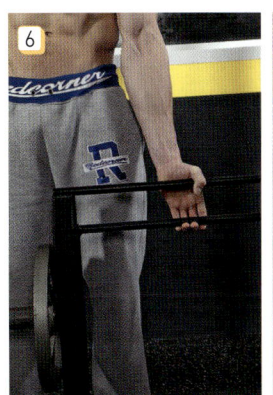
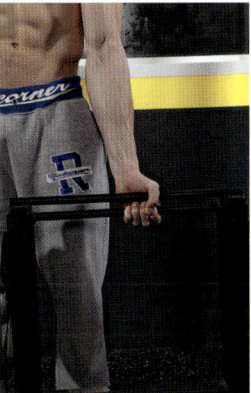

기구로 동작을 수행한다. 언더 그립 자세

머슬업을 위한 고강도 훈련

1 파워 트라이셉스 익스텐션 Power Triceps Extention

이 복합운동의 목표는 삼두근과 배근을 동시에 단련하여 머슬업에서 가장 위험하고도 중요한(몸을 끌어당겨서 위로 밀어 올리는) **단계를 훈련하기 위한 것이다.** 파워 트라이셉스 익스텐션은 특히 머슬업의 전환단계를 수행하는 데 필요한 힘을 얻게 해준다. 하지만 다른 종류의 턱걸이에서는 그다지 큰 효과를 보기는 어렵다.

운동법

- 하이 풀리에 트라이셉스 바를 건다. 기구를 마주 보고 서서 삼두근의 힘으로 이 바를 내리눌러 보자. 일반적인 트라이셉스 익스텐션처럼 상완을 몸 옆에 붙여놓지 말고 손과 나란히 들어보자.

- 바를 가슴 아랫부분이 아니라 턱 높이까지 들어 올려보자. 그러면 팔은 마지막 신장 단계에서 바닥과 거의 평행하게 놓인다 **1**.

- 폭발적인 방식에서는 배근과 삼두근을 함께 동원하여 허리 아래 허벅지 높이까지 바를 가져온다(옆쪽 그림 참조).

동작 포인트

이 동작은 폭발적인 방식으로 수행한다. 트라이셉스 기구는 하중이 너무 약할 수 있으므로 등 운동용 풀리를 사용하는 것이 좋다.

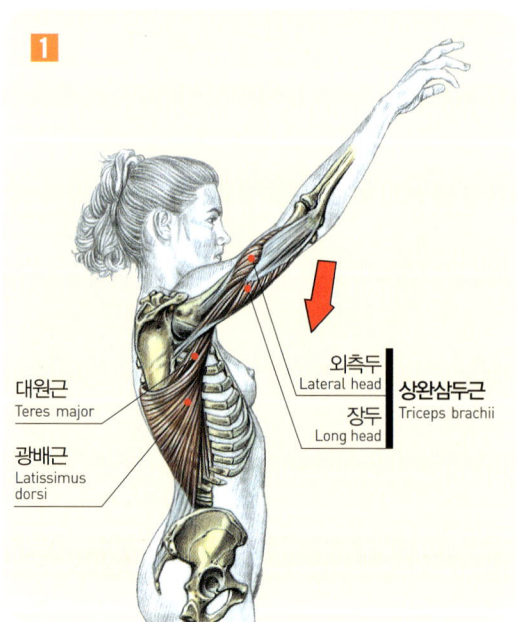

1

대원근
Teres major

광배근
Latissimus dorsi

외측두
Lateral head

장두
Long head

상완삼두근
Triceps brachii

⚠️ 무거운 중량으로 운동하는 경우 발을 땅에 붙이고 있기가 어렵다. 이럴 때에는 양발을 큰 덤벨 밑에 넣고 동작을 수행해보자.

⚠️ **위험 요소**

운동을 할 때 등이 너무 많이 휘지 않도록 한다. 또한 동작 시 하이 풀리의 케이블이 머리와 가까이 지나가기 때문에 얼굴이 긁히지 않도록 주의한다.

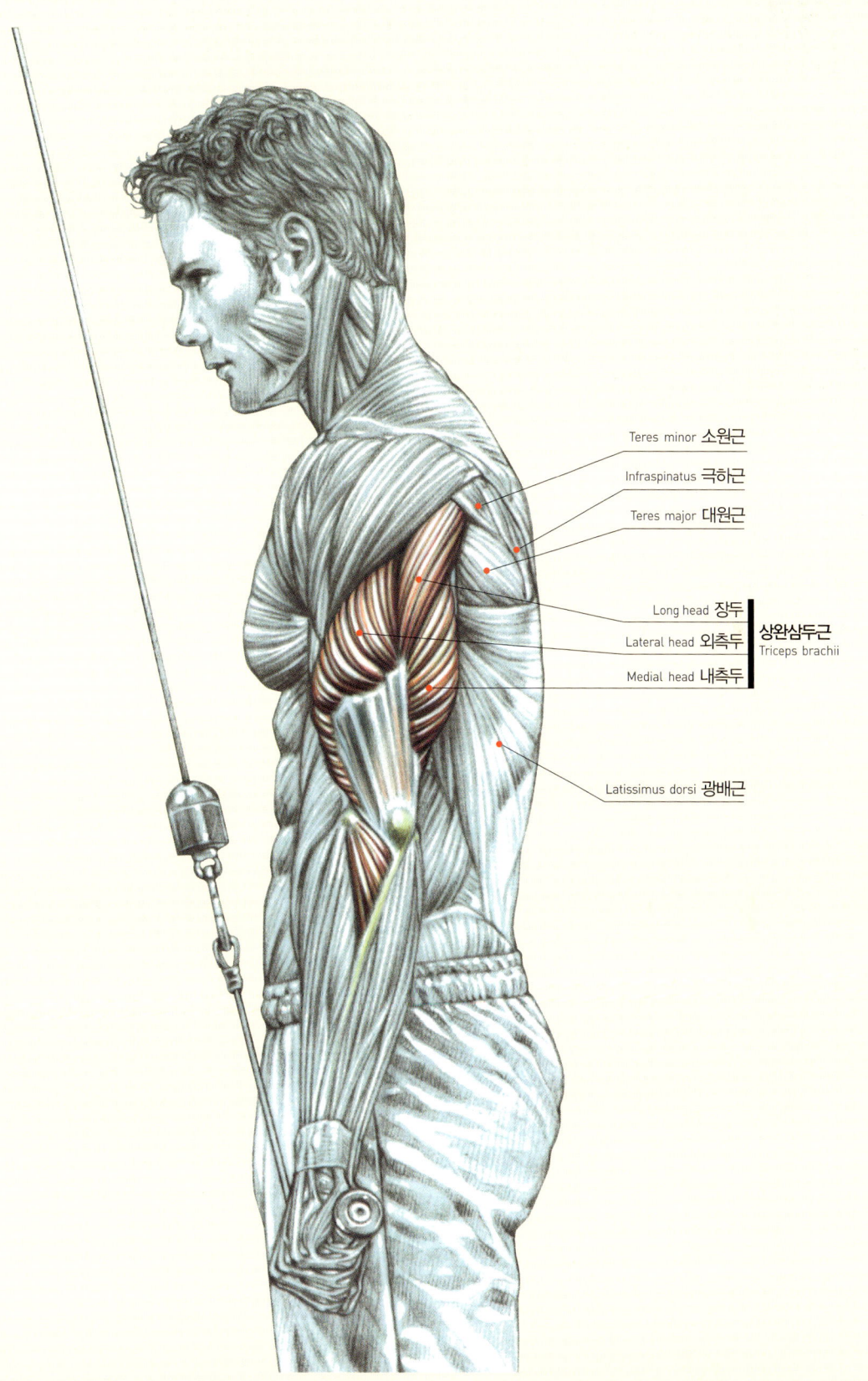

CHIN-UP WORKOUT PROGRAMS

- **01** 훈련 전 워밍업 매뉴얼 112
- **02** 초보자를 위한 프로그램 114
- **03** 중급자를 위한 프로그램 116
- **04** 전문 운동선수를 위한 프로그램 124

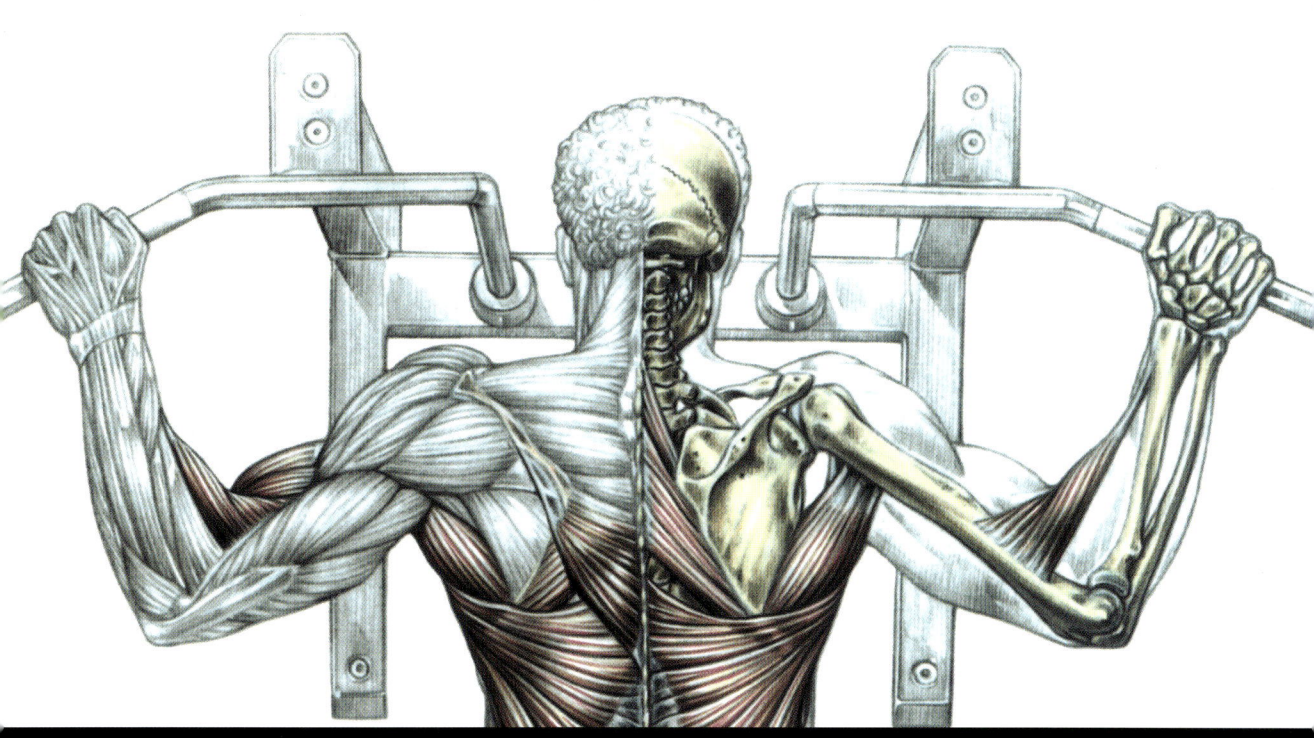

PART 03

턱걸이 운동 프로그램

01 훈련 전 워밍업 매뉴얼

턱걸이의 수준이 높아질수록 워밍업도 그만큼 중요해진다.
최소한의 워밍업으로 시작한 다음 힘이 붙기 시작하면 완전한 워밍업으로 넘어가보자.

최소 워밍업

1. 발로 벤치 **1** 또는 의자나 바닥 **2** 을 딛고 몸무게를 절반 정도로 가볍게 해보자.
2. 이러한 자세로 턱걸이 20회를 실시한다.

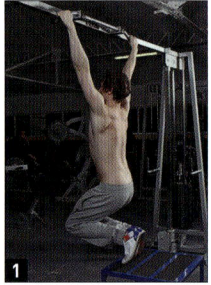
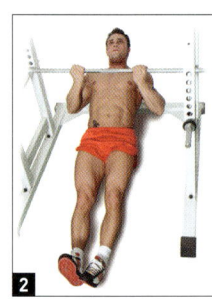

기본 워밍업

1. 처음에는 서서 래터럴 레이즈 **1** 를 실시해보자. 가능하면 작은 중량으로(양손에 각각 몇 킬로그램을 들고) 20~30회 반복하면서 어깨와 극상근을 워밍업한다.
2. 곧바로 앞으로 몸을 숙이고 래터럴 레이즈 **2** 를 실시해보자. 20~30회 반복하면서 어깨와 등을 워밍업한다.
3. 그다음 이두근 **3**, 삼두근 **4**, 흉근 **5** 스트레칭을 번갈아 수행해보자.

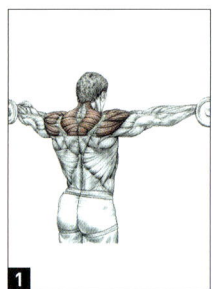
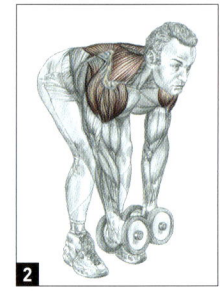
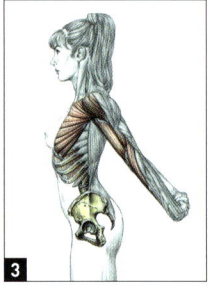
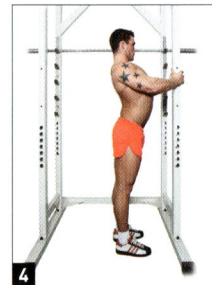

4 최소 워밍업 세트에서처럼 턱걸이 20회로 워밍업을 마무리한다 6.

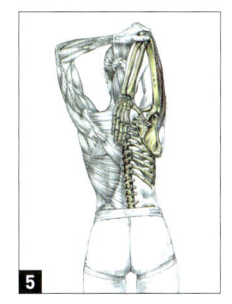
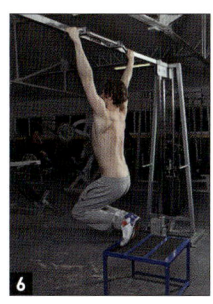

고급 워밍업

1 처음에는 서서 래터럴 레이즈 1 를 20~30회 반복해보자.

2 곧바로 이두근 컬로 넘어가 15~20회를 반복한다 2.

3 이어서 앞으로 몸을 숙이고 래터럴 레이즈 3 를 20회 반복해보자.

4 그다음 이두근 4, 삼두근 5, 전완 스트레칭을 번갈아 수행한다.

5 탄력 밴드를 가지고 전완 회전 동작을 20~30회 반복해보자 6.

6 그다음 벽에 대고 펌핑을 20회 실시한다 7.

7 최소 워밍업 세트에서처럼 턱걸이 20회로 워밍업을 마무리한다 8.

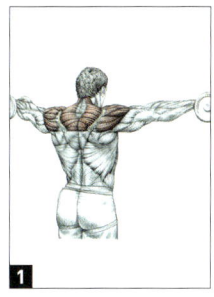
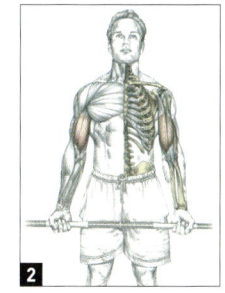
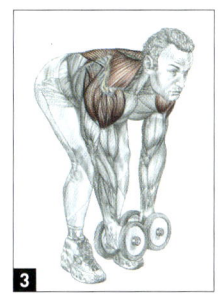
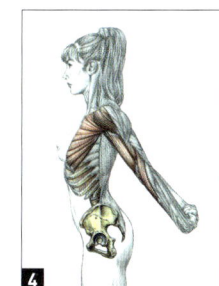
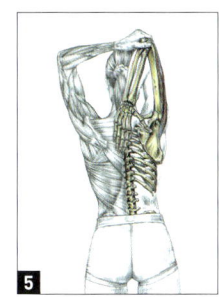
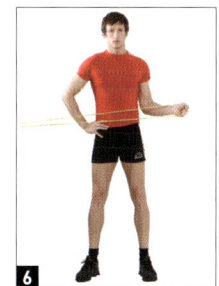
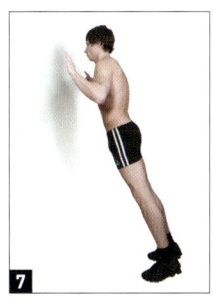
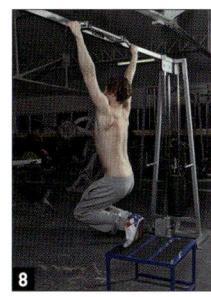

02 초보자를 위한 프로그램

턱걸이를 단 한 번도 수행하지 못하는 초보자를 위한 프로그램

이 프로그램에서는 자신의 가장 힘이 세지거나 가장 편하게 느껴지는 턱걸이 유형을 선택해보자.

주 1회 운동

1 동작의 높은 단계에서 등척성 또는
준 등척성 수축 방식으로 부분 턱걸이   p.62
2세트

2 발로 바닥이나 벤치를 딛고 턱걸이   p.34
2세트

3 네거티브 방식으로 턱걸이   p.35
1세트

주 2회 운동

Day 1

1 발로 바닥이나 벤치를 딛고 턱걸이   p.34
3세트

2 네거티브 방식으로 턱걸이   p.35
2세트

Day 2

3 동작의 높은 단계에서 등척성 또는
준 등척성 수축 방식으로 부분 턱걸이   p.62
3세트

4 네거티브 방식으로 턱걸이   p.35
2세트

이 프로그램으로 운동을 1~2주 진행하다 보면 혼자 힘으로 턱걸이 몇 회를 수행할 수 있을 것이다. 이제 다음 단계의 프로그램으로 넘어가야 할 차례다.

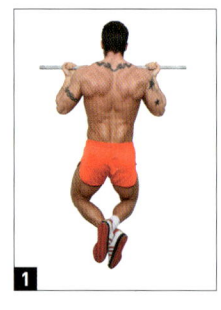
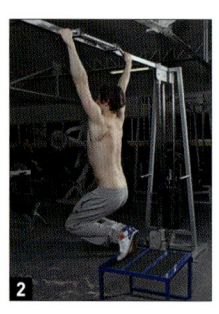
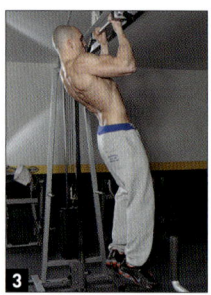
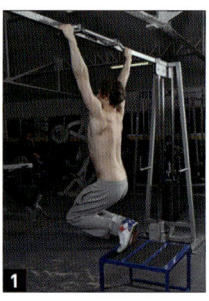
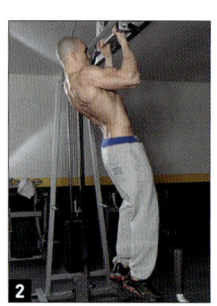
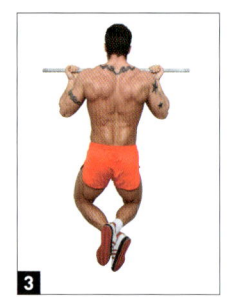
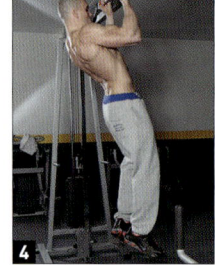

턱걸이를 이미 몇 차례 수행할 수 있는 초보자를 위한 프로그램

주 1회 운동

1 좁은 언더 그립으로 턱걸이 p.64

자신의 몸무게만으로 4세트 × 최대한 반복

➡ 각 세트 마지막에는 발로 바닥이나 벤치를 딛고 강제 반복 방식으로 3~5회 추가 반복한다.

2 네거티브 방식으로 턱걸이 p.35

자신의 몸무게만으로 1세트 × 최대한 반복

➡ 이 세트 마지막에는 네거티브 방식으로 5~6회 추가 반복한다.

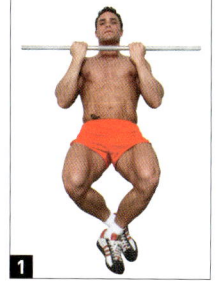 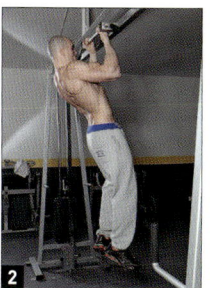

주 2회 운동

Day 1

1 좁은 언더 그립으로 턱걸이 p.64

자신의 몸무게만으로 4세트 × 최대한 반복

➡ 각 세트 마지막에는 발로 바닥이나 벤치를 딛고 강제 반복 방식으로 3~5회 추가 반복한다.

2 네거티브 방식으로 턱걸이 p.35

자신의 몸무게만으로 1세트 × 최대한 반복

➡ 이 세트 마지막에는 네거티브 방식으로 5~6회 추가 반복한다.

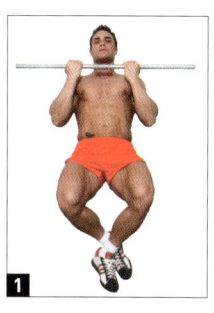 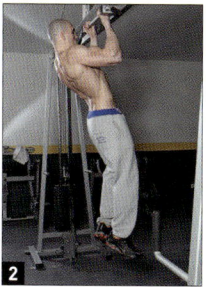

Day 2

3 좁은 언더 그립으로 턱걸이 p.64

자신의 몸무게만으로 3세트 × 최대한 반복

➡ **Day 1**에서처럼 각 세트 마지막에는 3~5회 추가 반복한다.

4 동작의 높은 단계에서 준 등척성 수축 방식으로 부분 턱걸이 p.62

2세트

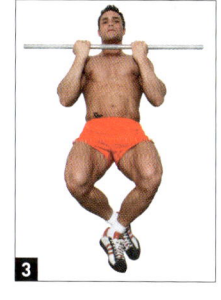 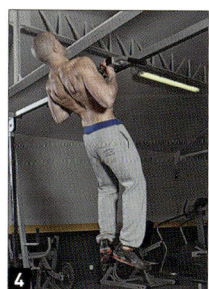

03 중급자를 위한 프로그램

혼자 힘으로 턱걸이 최소 8회를 이미 수행할 수 있는 선수를 위한 프로그램이다.
각자의 운동 목적에 맞게 프로그램을 조정해보자.

모든 프로그램에 적용되는 일반적인 규칙

- **규칙 1**

  리피티션 횟수가 한정되는(예를 들어 20~15회) 피라미드 세트에서는, 초반에 리피티션 20회 정도를 수행할 수 있는 무게로 시작해보자. 세트를 진행하면서 중량을 점차 올려 리피티션 횟수가 15회로 줄어들도록 한다.

- **규칙 2**

  턱걸이 기준 횟수(근육을 최대한 키우기 위한 프로그램에서 연속 12회 이상, 조각 같은 선수의 몸을 만들기 위한 프로그램에서 20회 이상)를 넘어서게 되면, 중량이나 탄력 밴드로 몸에 하중을 실어보자.

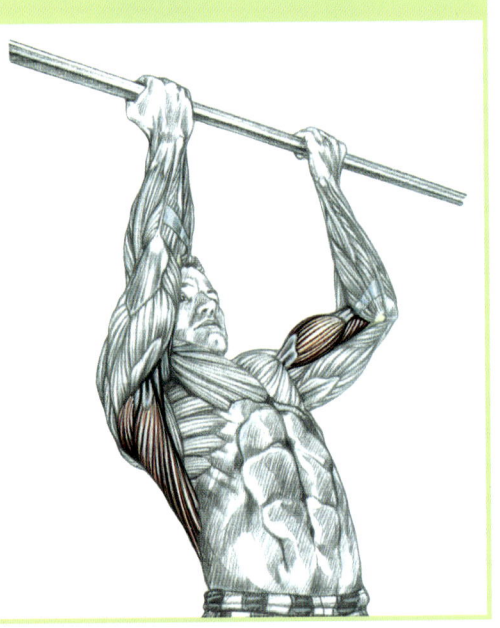

턱걸이의 최고가 되기 위한 프로그램

이 프로그램에서는 자신이 참가하려는 대회에서 요구하는 턱걸이 유형을 선택해보자.

주 2회 운동

Day 1

1 좁은 언더 그립으로 턱걸이　　p.64
   자신의 몸무게만으로
   5세트 × 최대한 반복

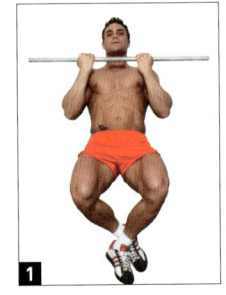

2 턱걸이 수행 시와 같은 방향으로 손을 놓고 컬

언더 그립 턱걸이에서는 언더 그립 컬,
뉴트럴 그립 턱걸이에서는 해머 컬로   p.92
2세트 × 20~15회 반복

3 바에 손가락 걸기   p.105

1세트 × 30~20회 반복

Day 2

4 좁은 언더 그립으로 턱걸이   p.64

자신의 몸무게만으로
4세트 × 최대한 반복

5 턱걸이 수행 시와 같은 방향으로 손을 놓고 컬

3세트 × 20~15회 반복   p.92

6 바에 손가락 걸기   p.105

1세트 × 30~20회 반복

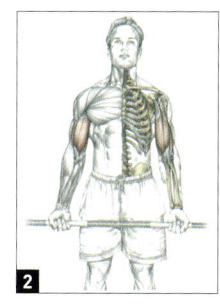
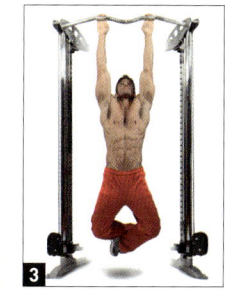
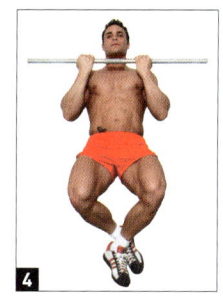
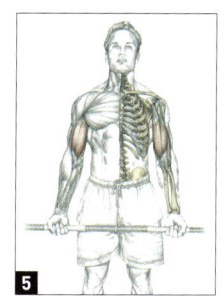
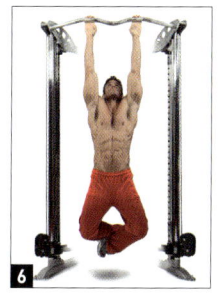

주 3회 운동

Day 1

1 좁은 언더 그립으로 턱걸이   p.64

자신의 몸무게만으로
4세트 × 최대한 반복

2 턱걸이 수행 시와 같은 방향으로 손을 놓고 컬

2세트 × 20~15회 반복   p.92

3 바에 손가락 걸기   p.105

1세트 × 30~20회 반복

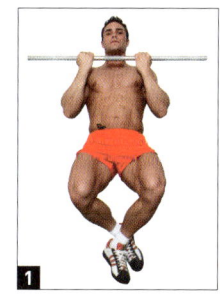
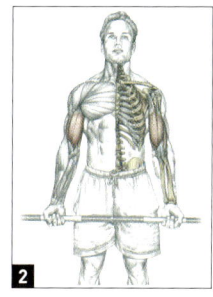
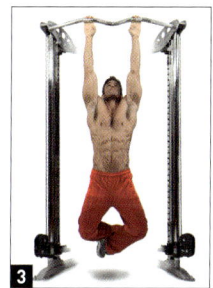

Day 2

4 좁은 언더 그립으로 턱걸이   p.64
자신의 몸무게만으로
3세트 × 최대한 반복

5 턱걸이 수행 시와 같은 방향으로 손을 놓고 컬
3세트 × 20~15회 반복   p.92

6 바에 손가락 걸기   p.105
2세트 × 30~20회 반복

Day 3

7 좁은 언더 그립으로 턱걸이   p.64
자신의 몸무게만으로
5세트 × 최대한 반복

8 바에 손가락 걸기   p.105
3세트 × 30~20회 반복

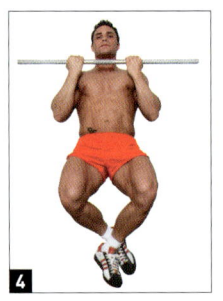
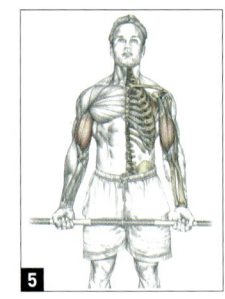
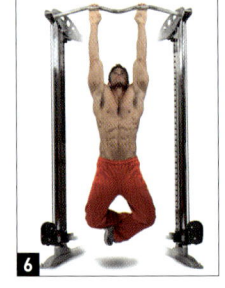
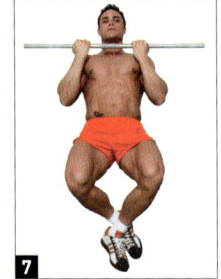
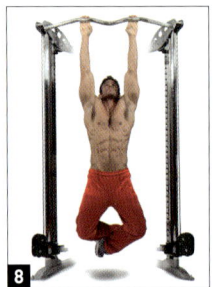

조각 같은 선수의 몸을 만들기 위한 프로그램

이 프로그램에서는 다른 근육들을 최대한 동원하기 위해서 여러 유형의 턱걸이를 계속 로테이션하면서 수행할 필요가 있다.

주 2회 운동

Day 1

1 좁은 언더 그립으로 턱걸이   p.64
5세트 × 15~20회 반복

2 뉴트럴 그립으로 해머 컬   p.98
1세트 × 15~20회 반복

3 오버 그립으로 리버스 컬   p.100
2세트 × 15~20회 반복

Day 2

4 뉴트럴 그립으로 해머 컬   p.98
5세트 × 15~20회 반복

5 언더 그립 컬   p.92
2세트 × 20~15회 반복

6 오버 그립으로 리버스 컬   p.100
1세트 × 15~20회 반복

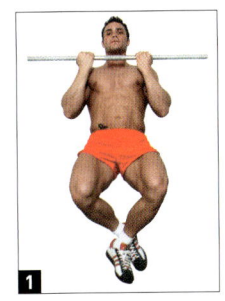
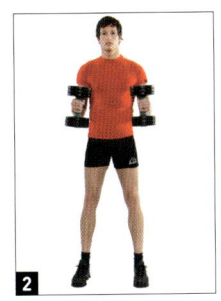
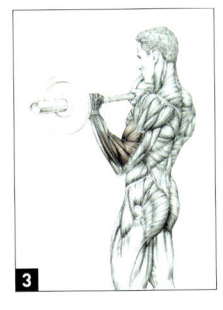
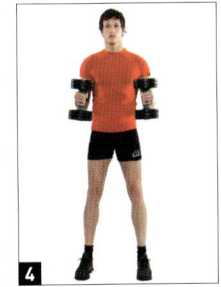
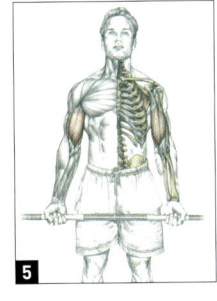
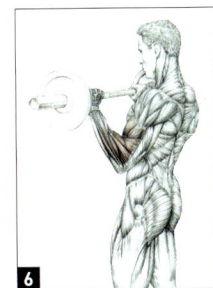

주 3회 운동

Day 1

1 좁은 언더 그립으로 턱걸이　　p.64
3세트 × 15~20회 반복

2 뉴트럴 그립으로 해머 컬　　p.98
3세트 × 15~20회 반복

3 오버 그립으로 리버스 컬　　p.100
1세트 × 15~20회 반복

Day 2

4 뉴트럴 그립으로 턱걸이　　p.68
3세트 × 15~20회 반복

5 언더 그립 컬　　p.92
2세트 × 20~15회 반복

6 오버 그립으로 리버스 컬　　p.100
2세트 × 15~20회 반복

Day 3

7 좁은 오버 그립으로 턱걸이　　p.70
3세트 × 15~20회 반복

8 언더 그립 컬　　p.92
2세트 × 20~15회 반복

9 바에 손가락 걸기　　p.105
2세트 × 30~20회 반복

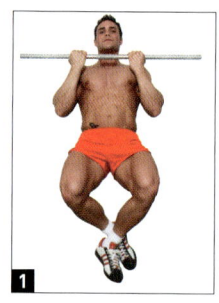
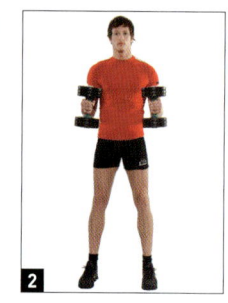
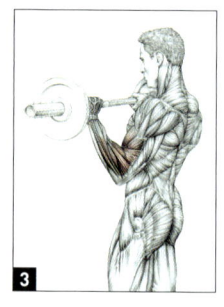
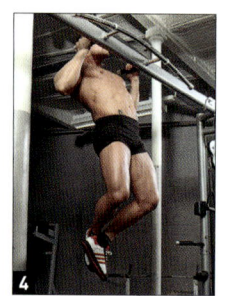
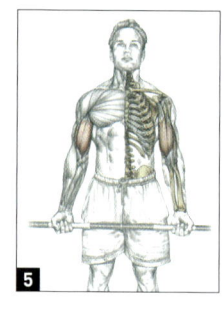
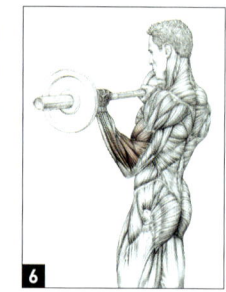
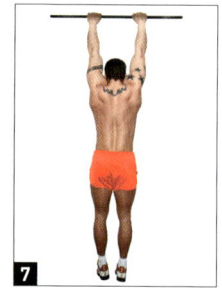
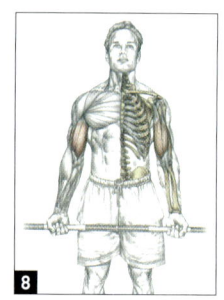
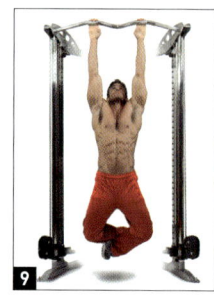

근육을 최대한 키우기 위한 프로그램

이 프로그램에서는 배근을 최대한 발달시키기 위해 넓은 오버 그립으로 턱걸이를 수행하기를 권장한다. 반면 주로 팔에 근육을 붙게 만들고 싶어 하는 사람은 좁은 언더 그립으로 수행하는 턱걸이를 선택해보자.

배근을 발달시키기 위한 주 2회 운동

Day 1

1 넓은 오버 그립으로 턱걸이   p.72
5세트 × 8~12회 반복

2 뉴트럴 그립으로 해머 컬   p.98
2세트 × 8~12회 반복

Day 2

3 넓은 오버 그립으로 턱걸이   p.72
5세트 × 8~12회 반복

4 오버 그립으로 리버스 컬   p.100
2세트 × 8~12회 반복

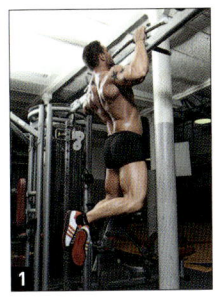
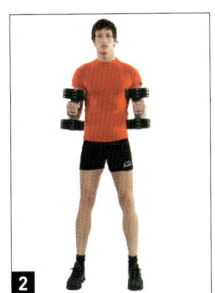
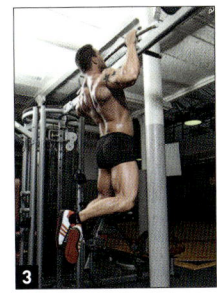
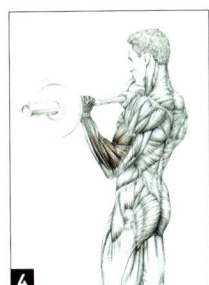

팔을 발달시키기 위한 주 2회 운동

Day 1

1 좁은 언더 그립으로 턱걸이   p.64
5세트 × 8~12회 반복

2 언더 그립 컬   p.92
2세트 × 8~12회 반복

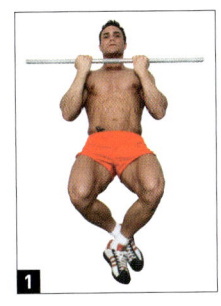
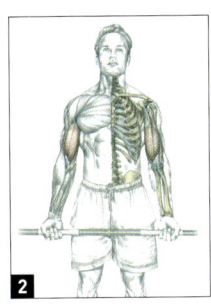

Day 2

3 좁은 언더 그립으로 턱걸이   p.64
5 세트 × 8~12회 반복

4 뉴트럴 그립으로 해머 컬   p.98
2 세트 × 8~12회 반복

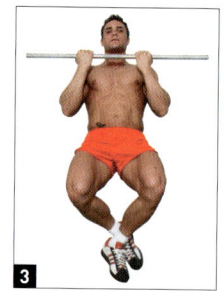 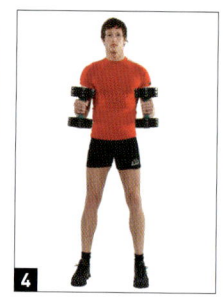

배근을 발달시키기 위한 주 3회 운동

Day 1

1 넓은 오버 그립으로 턱걸이   p.72
4세트 × 8~12회 반복

2 뉴트럴 그립으로 해머 컬   p.98
3세트 × 8~12회 반복

Day 2

3 넓은 오버 그립으로 턱걸이   p.72
4세트 × 8~12회 반복

4 오버 그립으로 리버스 컬   p.100
3세트 × 8~12회 반복

Day 3

5 넓은 오버 그립으로 턱걸이   p.72
4세트 × 8~12회 반복

6 언더 그립 컬   p.92
3세트 × 8~12회 반복

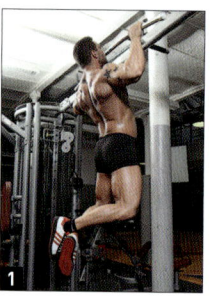 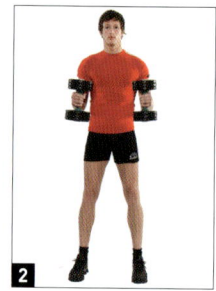
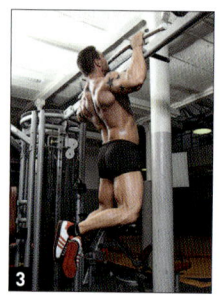 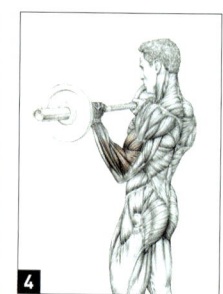
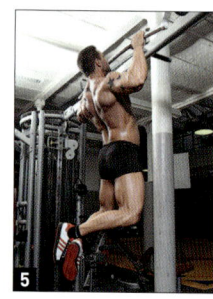 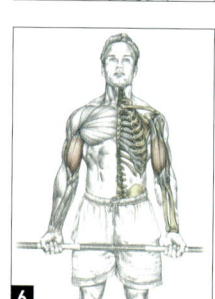

팔을 발달시키기 위한 주 3회 운동

Day 1

1 좁은 언더 그립으로 턱걸이   p.64
 5세트 × 8~12회 반복

2 언더 그립 컬   p.92
 2세트 × 8~12회 반복

Day 2

3 좁은 언더 그립으로 턱걸이   p.64
 5세트 × 8~12회 반복

4 뉴트럴 그립으로 해머 컬   p.98
 2세트 × 8~12회 반복

Day 3

5 좁은 언더 그립으로 턱걸이   p.64
 5세트 × 8~12회 반복

6 오버 그립으로 리버스 컬   p.100
 2세트 × 8~12회 반복

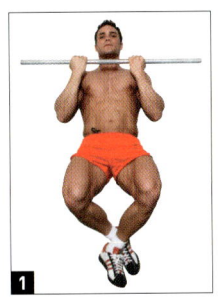
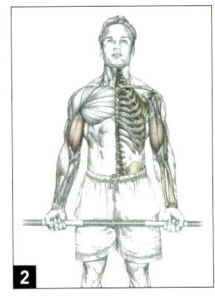
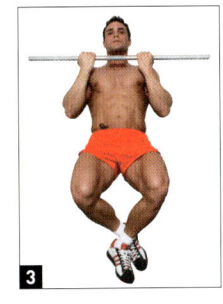
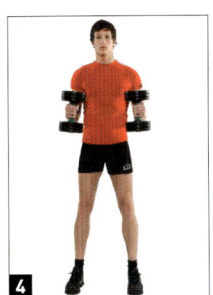
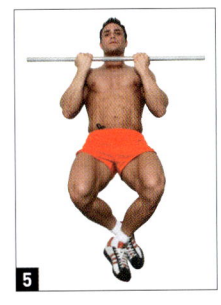
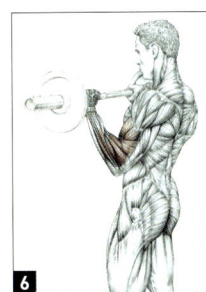

04 전문 운동선수를 위한 프로그램

턱걸이의 최고가 되기 위한 프로그램

주 3회 운동

Day 1

1 몇 킬로그램의 하중을 싣고 턱걸이   p.39
  4~5세트 × 최대한 반복

2 좁은 언더 그립으로 턱걸이   p.64
  자신의 몸무게만으로
  1세트 × 최대한 반복

3 턱걸이 수행 시와 같은 방향으로 손을 놓고 컬
  2~3세트 × 20~15회 반복   p.92

4 바에 손가락 걸기   p.105
  2~3세트 × 30~20회 반복

Day 2

5 좁은 언더 그립으로 턱걸이   p.64
  자신의 몸무게만으로
  4세트 × 최대한 반복

6 좁은 언더 그립으로 턱걸이   p.64
  저항이 약한 탄력 밴드로 하중을 싣고
  2세트 × 최대한 반복

7 턱걸이 수행 시와 같은 방향으로 손을 놓고 컬
  2~3세트 × 20~15회 반복   p.92

8 바에 손가락 걸기   p.105
  2~3세트 × 30~20회 반복

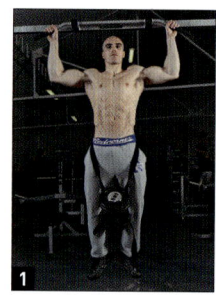
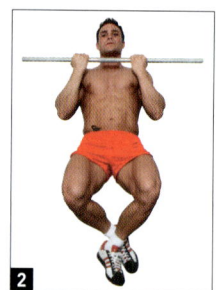
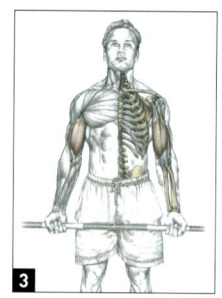
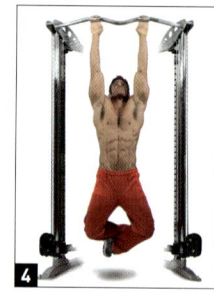
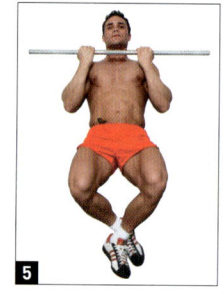
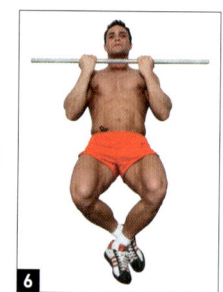
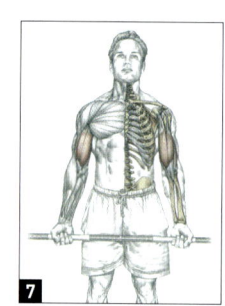
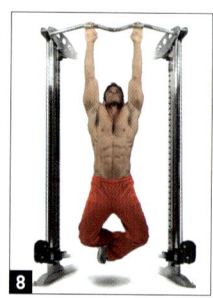

Day 3

9 좁은 언더 그립으로 턱걸이　　p.64
　자신의 몸무게만으로 부분 턱걸이
　(동작의 높은 단계를 최대한 유지하며)
　4세트 × 최대한 반복

10 좁은 언더 그립으로 턱걸이　　p.64
　자신의 몸무게만으로 완전 턱걸이
　2세트 × 최대한 반복

11 턱걸이 수행 시와 같은 방향으로 손을 놓고 컬
　2~3세트 × 20~15회 반복　　p.92

12 바에 손가락 걸기　　p.105
　2~3세트 × 30~20회 반복

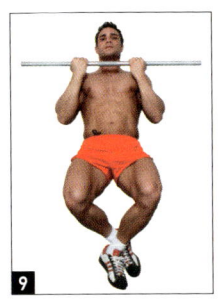
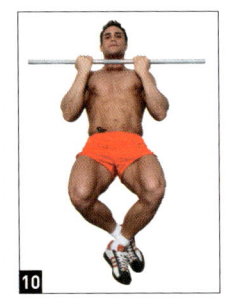
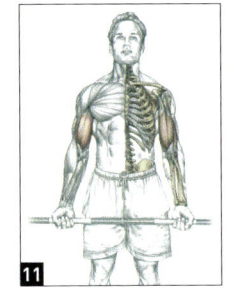
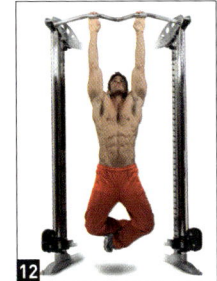

주 4회 운동

Day 1

1 좁은 언더 그립으로 턱걸이　　p.64
　몇 킬로그램의 하중을 싣고
　4~5세트 × 최대한 반복

2 좁은 언더 그립으로 턱걸이　　p.64
　자신의 몸무게만으로
　1세트 × 최대한 반복

3 턱걸이 수행 시와 같은 방향으로 손을 놓고 컬
　2~3세트 × 20~15회 반복　　p.92

4 바에 손가락 걸기　　p.105
　2~3세트 × 30~20회 반복

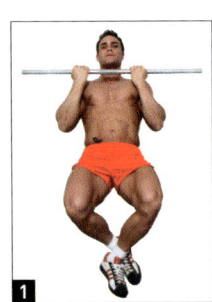
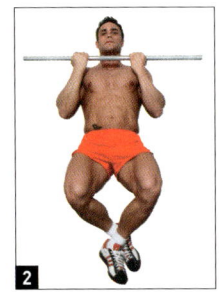
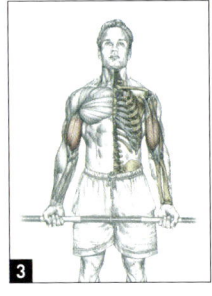
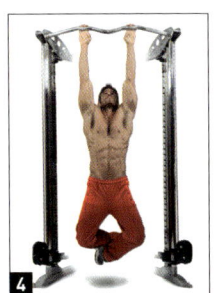

Day 2

5 좁은 언더 그립으로 턱걸이   p.64
자신의 몸무게만으로
4세트 × 최대한 반복

6 좁은 언더 그립으로 턱걸이   p.64
저항이 약한 탄력 밴드로 하중을 싣고
2세트 × 최대한 반복

7 턱걸이 수행 시와 같은 방향으로 손을 놓고 컬
2~3세트 × 20~15회 반복   p.92

8 바에 손가락 걸기   p.105
2~3세트 × 30~20회 반복

Day 3

9 좁은 언더 그립으로 턱걸이   p.64
자신의 몸무게만으로 부분 턱걸이
(동작의 높은 단계를 최대한 유지하며)
4세트 × 최대한 반복

10 좁은 언더 그립으로 턱걸이   p.64
자신의 몸무게만으로 완전 턱걸이
2세트 × 최대한 반복

11 턱걸이 수행 시와 같은 방향으로 손을 놓고 컬
2~3세트 × 20~15회 반복   p.92

12 바에 손가락 걸기   p.105
2~3세트 × 30~20회 반복

Day 4

13 오버 그립으로 리버스 컬   p.100
2~3세트 × 20~15회 반복

14 뉴트럴 그립으로 해머 컬   p.98
2~3세트 × 20~15회 반복

15 언더 그립 컬　　　　　　　p.92
2~3세트 × 20~15회 반복

16 바에 손가락 걸기　　　　p.105
3세트 × 30~20회 반복

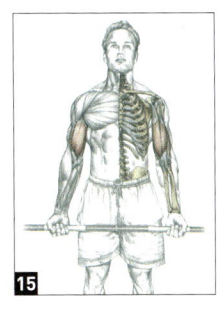 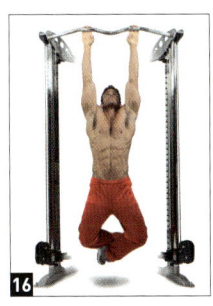

머슬업에서 최고가 되기 위한 프로그램

주 3회 운동

Day 1

1 머슬업　　　　　　　　　p.86
4세트 × 최대한 반복

2 좁은 오버 그립으로 턱걸이　p.70
자신의 몸무게만으로
1~2세트 × 최대한 반복

3 파워 트라이셉스 익스텐션　p.108
2~3세트 × 20~15회 반복

4 오버 그립으로 리버스 컬　p.100
2~3세트 × 20~15회 반복

Day 2

5 좁은 오버 그립으로 턱걸이　p.70
하중을 싣고
4세트 × 최대한 반복

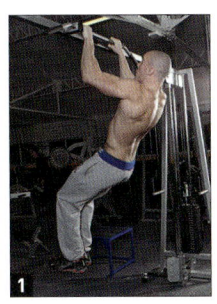 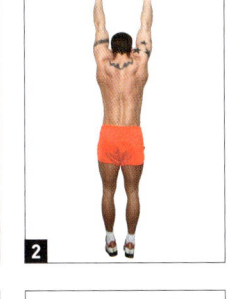

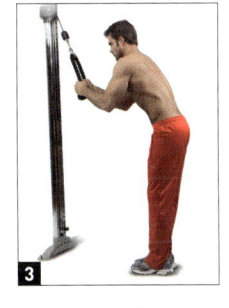 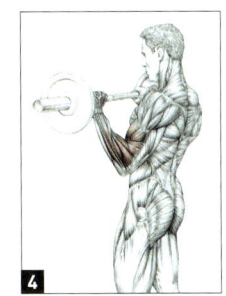

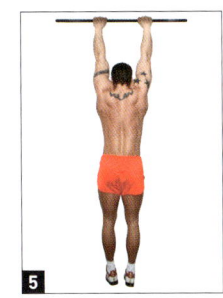 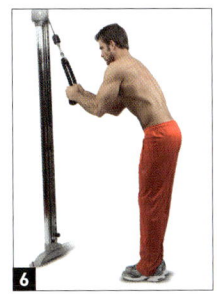

6 파워 트라이셉스 익스텐션　　p.108
2~3세트 × 20~15회 반복

7 오버 그립으로 리버스 컬　　p.100
2~3세트 × 20~15회 반복

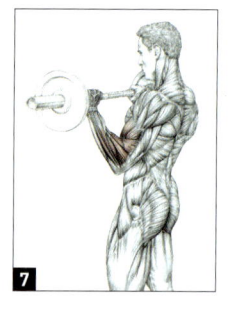 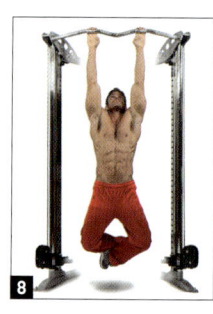

8 바에 손가락 걸기　　p.105
2~3세트 × 30~20회 반복

Day 3

9 머슬업　　p.86
4세트 × 최대한 반복

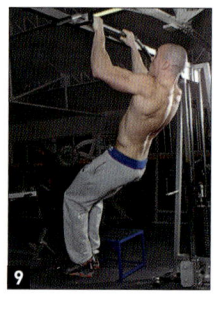 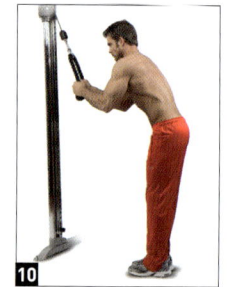

10 파워 트라이셉스 익스텐션　　p.108
2~3세트 × 20~15회 반복

11 오버 그립으로 리버스 컬　　p.100
2~3세트 × 20~15회 반복

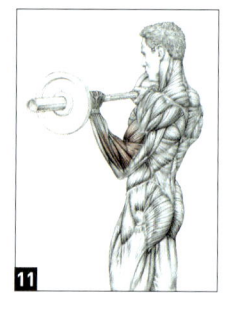 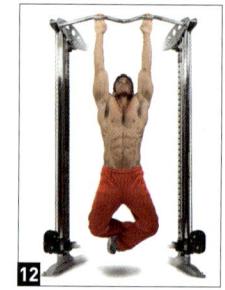

12 바에 손가락 걸기　　p.105
2~3세트 × 30~20회 반복

주 4회 운동

Day 1

1 머슬업　　p.86
4세트 × 최대한 반복

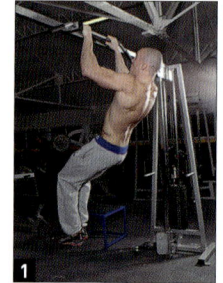 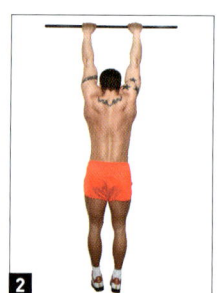

2 좁은 오버 그립으로 턱걸이　　p.70
자신의 몸무게만으로
1~2세트 × 최대한 반복

3 파워 트라이셉스 익스텐션　　p.108
2~3세트 × 20~15회 반복

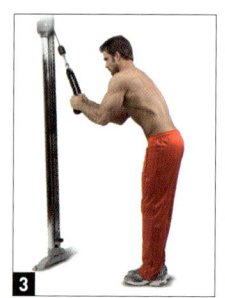 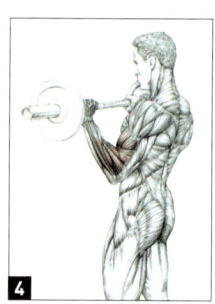

4 오버 그립으로 리버스 컬　　p.100
2~3세트 × 20~15회 반복

Day 2

5 좁은 오버 그립으로 턱걸이　p.70
작은 중량으로 하중을 싣고
4세트 × 최대한 반복

6 파워 트라이셉스 익스텐션　p.108
2～3세트 × 20～15회 반복

7 오버 그립으로 리버스 컬　p.100
2～3세트 × 20～15회 반복

8 바에 손가락 걸기　p.105
2～3세트 × 30～20회 반복

Day 3

9 머슬업　p.86
4세트 × 최대한 반복

10 파워 트라이셉스 익스텐션　p.108
2～3세트 × 20～15회 반복

11 뉴트럴 그립으로 해머 컬　p.98
2～3세트 × 20～15회 반복

12 바에 손가락 걸기　p.105
2～3세트 × 30～20회 반복

Day 4

13 좁은 오버 그립으로 턱걸이　p.70
저항이 약한 탄력 밴드로 하중을 싣고
4세트 × 최대한 반복

14 오버 그립으로 리버스 컬　p.100
2～3세트 × 20～15회 반복

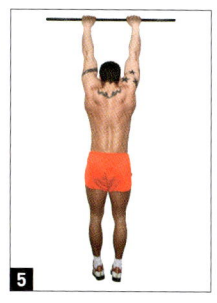
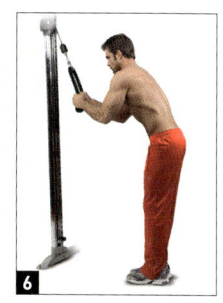
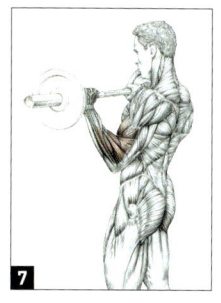
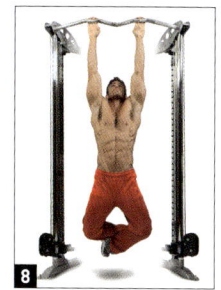
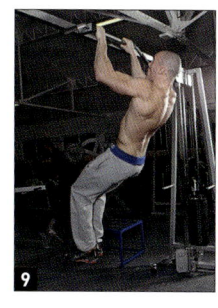
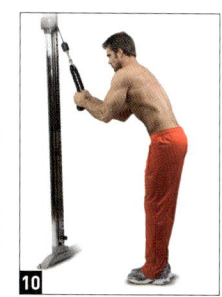
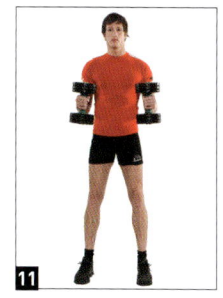
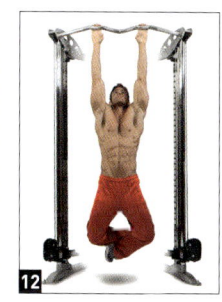
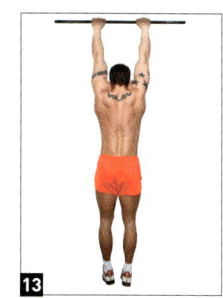
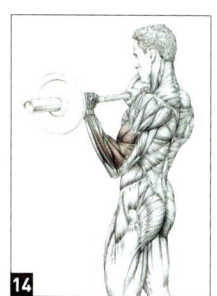

15 파워 트라이셉스 익스텐션　　p.108
　　2～3세트 × 20～15회 반복

16 바에 손가락 걸기　　p.105
　　2～3세트 × 30～20회 반복

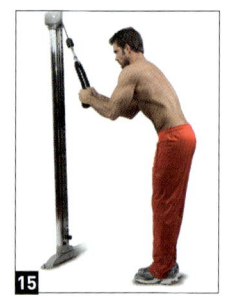 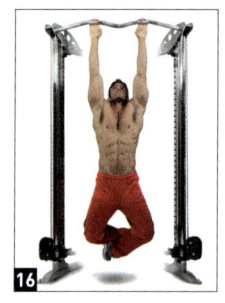

조각 같은 선수의 몸을 만들기 위한 프로그램

주 3회 운동

Day 1

1 좁은 언더 그립으로 턱걸이　　p.64
　　5세트 × 15～20회 반복

2 뉴트럴 그립으로 해머 컬　　p.98
　　3～4세트 × 15～20회 반복

3 오버 그립으로 리버스 컬　　p.100
　　1～3세트 × 15～20회 반복

Day 2

4 뉴트럴 그립으로 턱걸이　　p.68
　　4～5세트 × 15～20회 반복

5 언더 그립 컬　　p.92
　　2～3세트 × 20～15회 반복

6 오버 그립으로 리버스 컬　　p.100
　　3～4세트 × 15～20회 반복

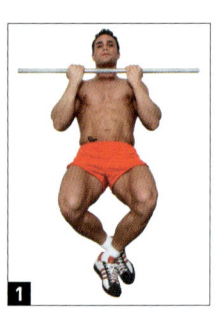 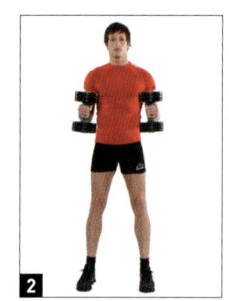

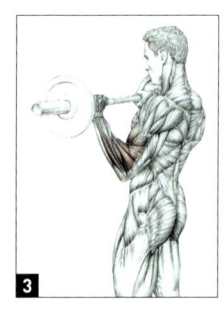 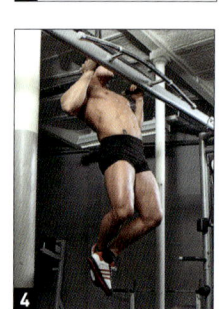

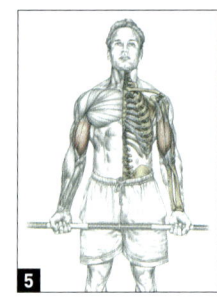 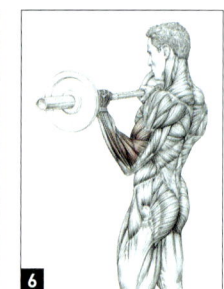

Day 3

7 좁은 오버 그립으로 턱걸이　　p.70
　　3~4세트 × 15~20회 반복

8 언더 그립 컬　　p.92
　　3~4세트 × 20~15회 반복

9 바에 손가락 걸기　　p.105
　　3~4세트 × 30~20회 반복

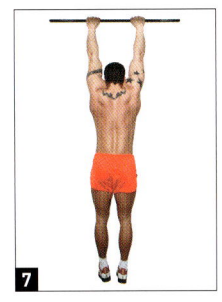
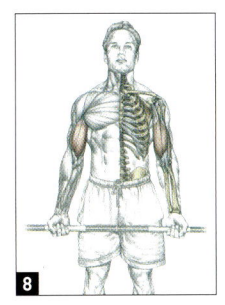
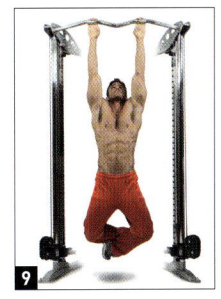

주 4회 운동

Day 1

1 넓은 오버 그립으로 턱걸이　　p.72
　　5세트 × 15~20회 반복

2 언더 그립 컬　　p.92
　　2~3세트 × 20~15회 반복

3 바에 손가락 걸기　　p.105
　　2~3세트 × 30~20회 반복

Day 2

4 좁은 언더 그립으로 턱걸이　　p.64
　　4세트 × 15~20회 반복

5 뉴트럴 그립으로 해머 컬　　p.98
　　3세트 × 15~20회 반복

6 오버 그립으로 리버스 컬　　p.100
　　2~4세트 × 15~20회 반복

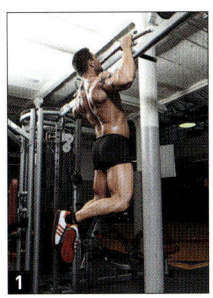
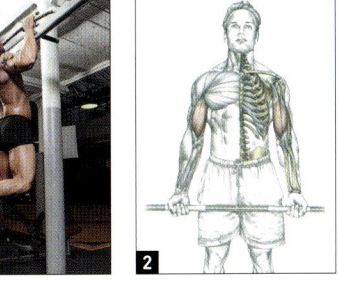
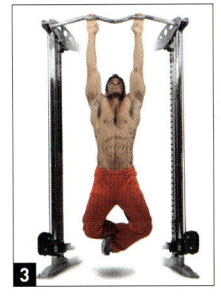
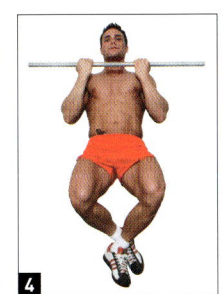
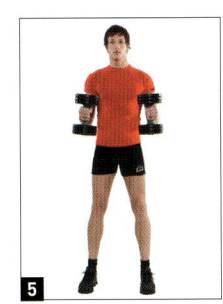
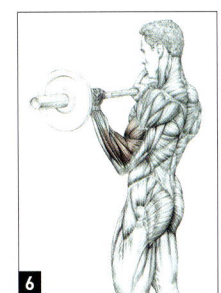

Day 3

7 좁은 오버 그립으로 턱걸이　　p.70
3세트 × 15~20회 반복

8 언더 그립 컬　　p.92
3~4세트 × 20~15회 반복

9 바에 손가락 걸기　　p.105
3~4세트 × 30~20회 반복

Day 4

10 뉴트럴 그립으로 턱걸이　　p.68
5세트 × 15~20회 반복

11 언더 그립 컬　　p.92
2~3세트 × 20~15회 반복

12 오버 그립으로 리버스 컬　　p.100
2~3세트 × 15~20회 반복

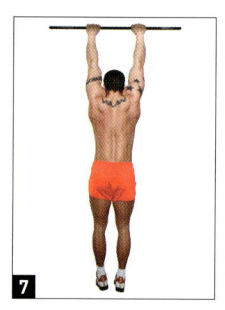
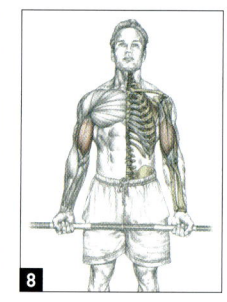
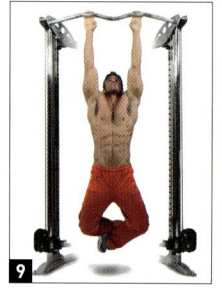
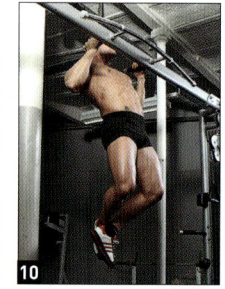
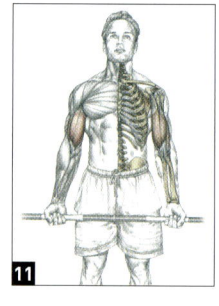
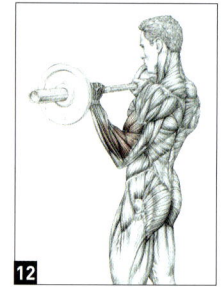

근육을 최대한 키우기 위한 프로그램

배근을 발달시키기 위한 주 3회 운동

Day 1

1 넓은 오버 그립으로 턱걸이　　p.72
5~6 세트 × 8~12회 반복

2 뉴트럴 그립으로 해머 컬　　p.98
4~5 세트 × 8~12회 반복

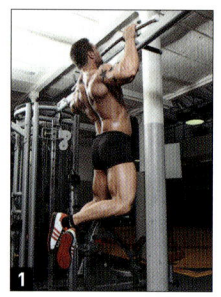
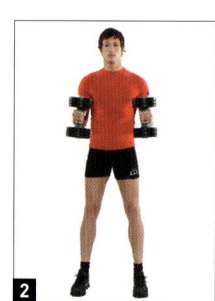

Day 2

3 넓은 오버 그립으로 턱걸이　　p.72
　4~5 세트 × 8~12회 반복

4 오버 그립으로 리버스 컬　　p.100
　5~6 세트 × 8~12회 반복

Day 3

5 넓은 오버 그립으로 턱걸이　　p.72
　5~6 세트 × 8~12회 반복

6 언더 그립 컬　　p.92
　4~5 세트 × 8~12회 반복

팔을 발달시키기 위한 주 3회 운동

Day 1

1 좁은 언더 그립으로 턱걸이　　p.64
　5~6 세트 × 8~12회 반복

2 언더 그립 컬　　p.92
　4~5 세트 × 8~12회 반복

Day 2

3 좁은 언더 그립으로 턱걸이　　p.64
　4~5 세트 × 8~12회 반복

4 뉴트럴 그립으로 해머 컬　　p.98
　5~6 세트 × 8~12회 반복

Day 3

5 좁은 언더 그립으로 턱걸이　　p.64
　5~6 세트 × 8~12회 반복

6 오버 그립으로 리버스 컬　　p.100
　4~5 세트 × 8~12회 반복

배근을 발달시키기 위한 주 4회 운동

Day 1

1 넓은 오버 그립으로 턱걸이 p.72
5~6세트 × 8~12회 반복

2 뉴트럴 그립으로 해머 컬 p.98
4~5세트 × 8~12회 반복

Day 2

3 좁은 언더 그립으로 턱걸이 p.64
4~5세트 × 8~12회 반복

4 오버 그립으로 리버스 컬 p.100
5~6세트 × 8~12회 반복

Day 3

5 넓은 오버 그립으로 턱걸이 p.72
5~6세트 × 8~12회 반복

6 언더 그립 컬 p.92
4~5세트 × 8~12회 반복

Day 4

7 넓은 오버 그립으로 턱걸이 p.72
4~5세트 × 8~12회 반복

8 오버 그립으로 리버스 컬 p.100
5~6세트 × 8~12회 반복

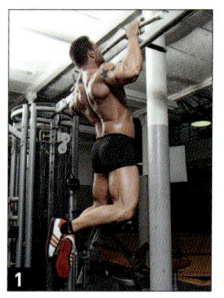
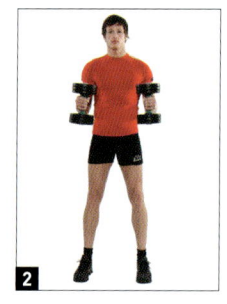
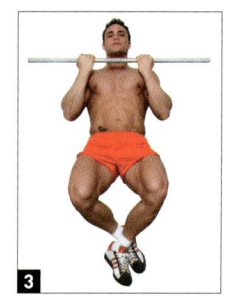
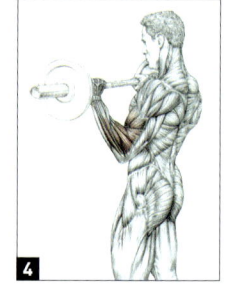
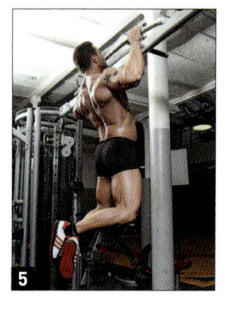
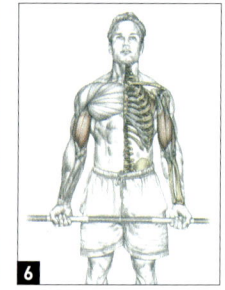
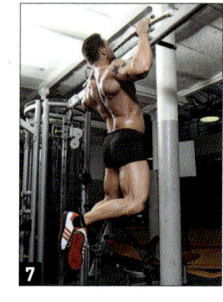
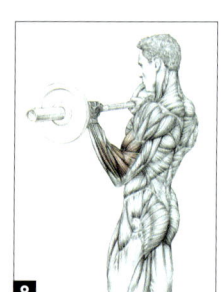

팔을 발달시키기 위한 주 4회 운동

Day 1

1 좁은 언더 그립으로 턱걸이   p.64
5~6세트 × 8~12회 반복

2 언더 그립 컬   p.92
4~5세트 × 8~12회 반복

Day 2

3 좁은 언더 그립으로 턱걸이   p.64
4~5세트 × 8~12회 반복

4 오버 그립으로 리버스 컬   p.100
5~6세트 × 8~12회 반복

Day 3

5 좁은 오버 그립으로 턱걸이   p.70
5~6세트 × 8~12회 반복

6 언더 그립 컬   p.92
4~5세트 × 8~12회 반복

Day 4

7 좁은 언더 그립으로 턱걸이   p.64
4~5세트 × 8~12회 반복

8 뉴트럴 그립으로 해머 컬   p.98
5~6세트 × 8~12회 반복

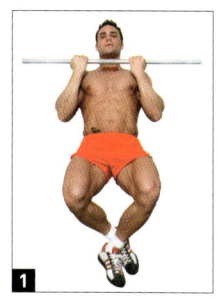
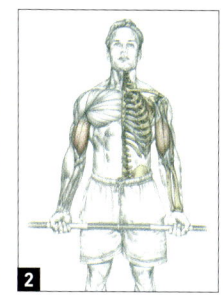
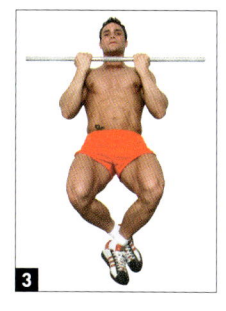
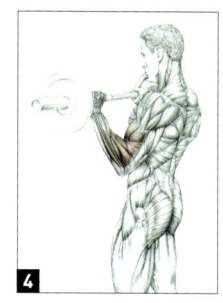
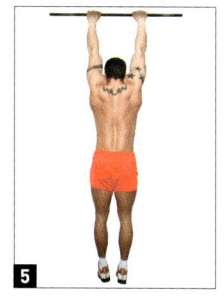
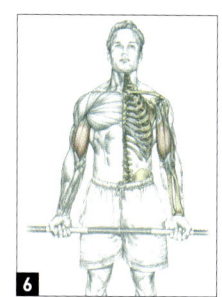
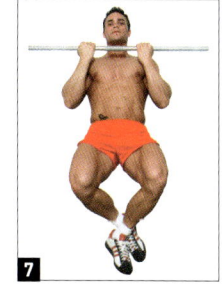
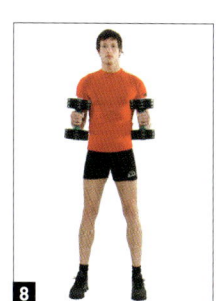

**아나토미
턱걸이 운동 가이드**

1판 6쇄 | 2025년 3월 4일
지 은 이 | 프레데릭 데라비에·마이클 건딜
감   수 | 정구중
옮 긴 이 | 장덕순
발 행 인 | 김인태
발 행 처 | 삼호미디어
등   록 | 1993년 10월 12일 제21-494호
주   소 | 서울특별시 서초구 강남대로 545-21 거림빌딩 4층
           www.samhomedia.com
전   화 | (02)544-9456
팩   스 | (02)512-3593

ISBN 978-89-7849-581-3 (13510)

Copyright 2018 by SAMHO MEDIA PUBLISHING CO.

출판사의 허락 없이 무단 복제와 무단 전재를 금합니다.
잘못된 책은 구입처에서 교환해 드립니다.